U0278061

ABA
入门

早期密集训练
实战图解

[日] 藤坂龙司 松井绘理子 / 著 狄晓卓 / 译 秋爸爸 / 审校

イラストでわかる
ABA 実践マニュアル
発達障害の子のやる気を引き出す行動療法

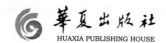
华夏出版社
HUAXIA PUBLISHING HOUSE

图书在版编目（CIP）数据

早期密集训练实战图解 /（日）藤坂龙司，（日）松井绘理子著；狄晓卓译. --北京：华夏出版社有限公司，2021.2（2023.5 重印）

（ABA 入门）

ISBN 978-7-5222-0014-9

Ⅰ. ①早…　Ⅱ. ①藤…　②松…　③狄…　Ⅲ. ①小儿疾病－孤独症－康复训练　Ⅳ. ①R749.940.9

中国版本图书馆 CIP 数据核字（2020）第 199666 号

ILLUST DE WAKARU ABA JISSEN MANUAL—HATTATSU SHOGAI NO KO NO YARUKIWO HIKIDASU KOUDOURYOHO by Ryuji Fujisaka, Eriko Matsui

Copyright © Ryuji Fujisaka, Eriko Matsui, 2015

All rights reserved.

Original Japanese edition published by GODO-SHUPPAN Co., Ltd.

Simplified Chinese translation copyright © 2020 by Huaxia Publishing House Co., Ltd.

This Simplified Chinese edition published by arrangement with GODO-SHUPPAN Co., Ltd., Tokyo, through HonnoKizuna, Inc., Tokyo, and Shinwon Agency Co. Beijing Representative Office, Beijing

© 华夏出版社有限公司　未经许可，不得以任何方式使用本书全部及任何部分内容，违者必究。

北京市版权局著作权合同登记号：图字 01-2020-7020 号

早期密集训练实战图解

作　　者	［日］藤坂龙司　　［日］松井绘理子
译　　者	狄晓卓
审　　校	秋爸爸
策划编辑	刘　娟
责任编辑	贾晨娜

出版发行	华夏出版社有限公司
经　　销	新华书店
印　　装	三河市少明印务有限公司
版　　次	2021 年 2 月北京第 1 版　　2023 年 5 月北京第 6 次印刷
开　　本	787×1092　1/16 开
印　　张	11.25
字　　数	210 千字
定　　价	49.00 元

华夏出版社有限公司　　地址：北京市东直门外香河园北里 4 号　　邮编：100028

网址：www.hxph.com.cn　　电话：（010）64663331（转）

若发现本版图书有印装质量问题，请与我社营销中心联系调换。

目录
content

第1章

ABA 基础知识①

第2章

ABA 基础知识②

第6章

ABA 高级教程

中文版序

中国的读者们：

你们好！《早期密集训练实战图解》能够在中国出版，我感到很高兴，也很光荣。非常感谢承担翻译工作的狄晓卓、核查专业术语的秋爸爸，以及其他所有为本书的出版而付出努力的人。

本书是为帮助养育孤独症及其他发展性障碍孩子的家长们自己在家庭中开展 ABA 干预而撰写的。在日本，我是家长组织"积木会"的会长，会里有一千多位家长，都是在自己家里实施 ABA 干预的。我希望本书中文版的出版能让越来越多的中国家长也自己直接干预。

此外，我希望实施 ABA 干预的机构训练师或学校老师也能够阅读本书。本书主要是对实施桌面课题的所谓回合尝试教学（Discrete Trial Teaching）的 ABA 干预模式进行讲解。这套方法的特点是，它对于初学者来说比较容易执行，而且孩子的学习效率也比较高，所以我希望训练师或老师们能够尝试一下。

我希望本书能帮助到很多中国读者，并能为日中友好做出贡献。没有什么比这更让我高兴的了。

NPO 法人积木会会长、临床心理师

藤坂龙司

当我接到中国 ABA 家庭干预家长组织"星辰园"的邀请，第一次作为讲师造访中国的时候，我非常不安，因为我不懂中文，不知道自己能否给中国的孤独症孩子做好现场教学操作。藤坂会长在我之前就曾受邀去中国做讲座，而且他具有一些中文知识，经验也比我丰富得多，而我尚在修行，所以很担心自己的讲课部分，不过更担心的还是现场实操。到了做实操讲座的那一天，我很紧张，不断默念着"平常心，平常心"。实操时需要翻译，所以回合节奏也和平时不同，但我意外地发现，虽然国家不同，但个训当中所做的事却是一样的。我仅仅记住了一点点指令性的语言和几个口头表扬的词汇，只要有对孩子来说可以作为奖励的东西，ABA 干预就成立了。

那一瞬间，我亲身感受到，"不靠说教，而靠辅助让孩子成功，然后强化"，这样的干预方法是多么万能啊。完全不会说中文的我，却在指导中国孩子发音（而且还很顺利），这是多么不可思议的情景。

20 世纪 90 年代在美国开始兴起的 ABA 干预，现已成为北美公费负担以及医疗保险支付的服务项目，作为有数据支持的早期干预方法而为人熟知。但日本在这方面实际上还很落后，不仅没有公费化，而且根本没有被家长熟悉。然而，ABA 的干预效果有目共睹，是可以有效改善孤独症孩子的行为并提高孩子和家庭生活质量的方法，这点已经逐渐地被大众认知了。

作为非营利组织（在日本被称为 NPO 法人）的积木会是一个家长们的组织，它帮助家长成为训练师来给孩子实施干预，在日本，它有 1000 多名会员，是日本同类组织中规模最大的。积木会里也有居住在日本的中国家长，他们很希望能够将 ABA 干预技术普及中国，并付诸行动。我们因此结缘，我有机会从 2018 年开始造访中国，进行 ABA 干预的讲座和实操。在做讲座期间，家长们热切地盼望《早期密集训练实战图解》能够出中文版。家长们的愿望，在狄晓卓和秋爸爸的努力下，这么快就实现了，我真的非常高兴。

ABA 训练师
松井绘理子

前言

近年来，以 ABA 为基础的、针对以孤独症为首的发展性障碍儿童的早期干预方法，在全世界受到了高度关注。

当前的 ABA 热潮开端于美国加州大学洛杉矶分校（UCLA）的伊瓦尔·洛瓦斯（O. Ivar Lovaas）博士于 1987 年发表的论文。洛瓦斯博士在论文中发表了一个惊人的结果，19 位 2~3 岁的孤独症儿童在经过持续 2 年以上的、每周 40 小时的 ABA 家庭干预之后，有 9 人（约 47%）在进入小学之前，智力达到正常水平，并被允许无他人陪伴进入普通小学。

在这之后的 1993 年，一位居住在纽约的养育了 2 个孤独症孩子的母亲凯瑟琳·莫里斯（Catharine Maurice），出版了干预笔记《让我听见你的声音》。在这本书中，她记述了自己靠摸索尝试基于洛瓦斯模式的 ABA 家庭干预，让自己的孩子们获得令人惊奇的"康复"的故事。这本书首先在美国引起了全美孤独症家长们的热切关注，随后这股热潮蔓延到了全世界。

在 ABA 知识普及很落后、几乎没有 ABA 训练师的日本，有一些家长下决心准备"让我们自己成为训练师，自己给孩子们实施 ABA 干预"。于是，在 2000 年，一个非营利组织——NPO 法人积木会成立了。如今，积木会在日本共有大约 1400 个家庭会员，大家通过参加交流会等方式互相鼓励，在其他家长或训练师的帮助下，开展 ABA 家庭干预。

本书使用了大量插图，我们希望通过这样的视觉方式，让读者能够更好地理解积木会的主要教材《积木书》当中收录的 ABA 家庭干预教程。为了让读者只通过阅读本书就能开始进行干预，我们列举说明了很多课题，但如果打算认真地进行正规的干预，那么我们还是希望读者以阅读本书为契机，向积木会咨询，进一步学习更多的干预知识。

本书的作者是担任积木会会长的藤坂龙司和积木会训练师派遣部门株式会社 NOTIA 的 ABA 训练师松井绘理子，但本书的基础是洛瓦斯博士及其研究团队多年实践研究的成果，我们只是以此为蓝本，扩展并增加了更多的课题内容。

藤坂龙司　松井绘理子

第**1**章

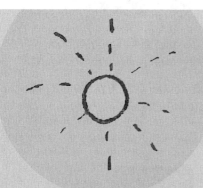

ABA 基础知识①

对行为的理解：4 个要点

本章将讲解 ABA 训练的基础知识——人类行为共通的基本原理，希望读者能够认真学习，掌握这些内容，因为它们是孤独症儿童教学的重要理论基础。

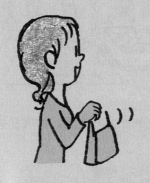

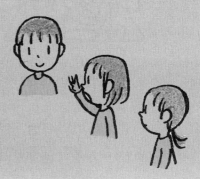

01 —— 理解行为①强化

应用行为分析（Applied Behavior Analysis, ABA）是关于人类行为共通的基本原理的一门应用科学，我们以基本的行为原理为依据，才能对孤独症及其他发展性障碍儿童的行为表现有更好的理解，并通过干预来减少儿童的问题行为，增加他们的积极行为。要运用 ABA 对发展性障碍儿童进行教学，我们首先要理解行为的基本原理。

1. 强化是什么

我们在做出一个行为之后马上得到了一个"奖励"，那么以后该行为就会增加。给予奖励从而增加行为，就叫作"强化"，奖励就叫作"强化物"。食物或玩具、口头表扬，只要是行为人喜欢的，不管是什么，都可以成为强化物。

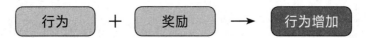

例如，一个小女孩帮妈妈做家务，妈妈热烈地表扬了她，小女孩很高兴，以后经常主动帮妈妈做家务。

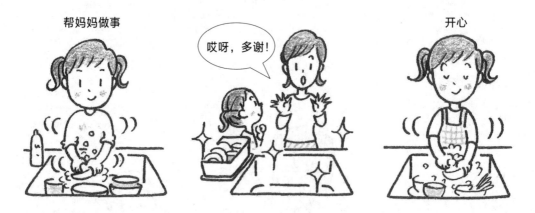

女孩子"帮忙做家务"的这个行为，被妈妈的表扬强化，她以后帮忙做家务的行为就增加了。

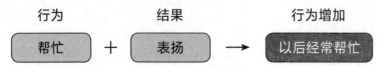

2. 关于强化，你需要知道的事

（1）并非只有表扬才是强化

强化并非只有表扬，在行为之后紧接着出现一个让行为人高兴的事，不管是什么，都可以是强化物。

例如，有人外出旅行，去了深山的温泉，在大自然的怀抱之中泡温泉，心情特别好，以后这个人每年都去那里泡温泉，这就是强化。"去泡温泉"这个行为的结果是得到了"好心情"这个强化物，以后"去泡温泉"这个行为就会被重复。

如上面的例子所说，强化不一定是谁有意给予奖励，只要一个行为的结果自然地产生了一个强化物，以后该行为增加了或者得到了维持，那么这也被认为发生了强化。

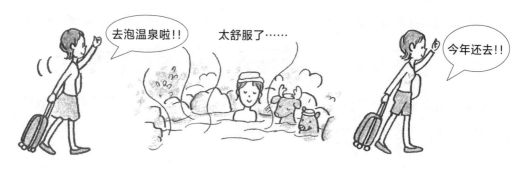

（2）正强化与负强化

强化分为两种。一种是上面所说的给予奖励（愉快），这叫作正强化。

与此相反，行为发生之后，马上去除了不快，以后该行为就会增加，这叫作负强化。

正强化——行为发生之后马上给予奖励，以后该行为就会增加。

负强化——行为发生之后马上去除不快，以后该行为就会增加。

例如，头痛的时候吃止痛药，头痛就会好转，有过这种经验的人，以后头痛了就会吃止痛药，这就是负强化。"吃止痛药"这个行为的结果是减少了头痛带来的不快，以后"头痛的时候吃药"这个行为就会增加。

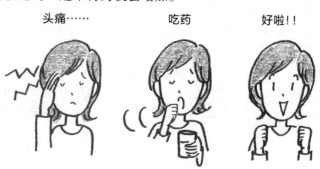

02 —— 理解行为②消退

讲解了强化原理，我们再看一个消退原理。如果一个行为时不时地被强化，那它就能得以维持，但如果完全不被强化，那这个行为就渐渐地不再反复发生，最后也就不再出现。这个行为原理，就叫作消退。消退在处理发展性障碍儿童的问题行为中能够发挥极大的作用。

1. 消退是什么

一个行为发生之后，如果没有获得奖励，那么以后该行为就会减少，这叫作消退。

行为 ＋ 没有奖励 → 行为减少

例如，就那个帮妈妈做事的女孩子来说，妈妈一开始表扬她，但后来不再表扬了，女孩子也就得不到奖励了，渐渐地就不再帮忙了。

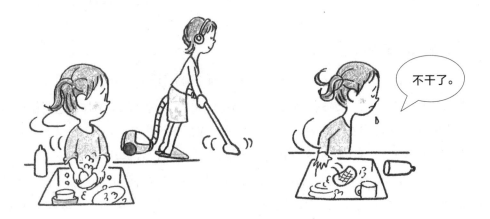

这就是消退。女孩子"帮忙"的行为，由于不再获得"妈妈的表扬"这个强化物而减少了。本书中经常出现的"消退"一词，指的就是消退原理。

行为　　　　　结果　　　　　　行为减少

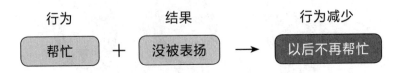

帮忙 ＋ 没被表扬 → 以后不再帮忙

2. 关于消退，你需要知道的事

（1）并非只有刻意而为的消退

　　和强化一样，即使没有人刻意地实施消退，消退有时也会自然地发生。例如，前文说的那个在深山温泉里被大自然怀抱而心情愉快的人，第二年又去了那个温泉，但没有像第一次那样感动了。第三年又去了，还是没有那么感动，结果这个人就渐渐地不再去那个温泉了。这也是消退。"去泡温泉"这个行为因"感动"这个强化物没有产生而减少了。

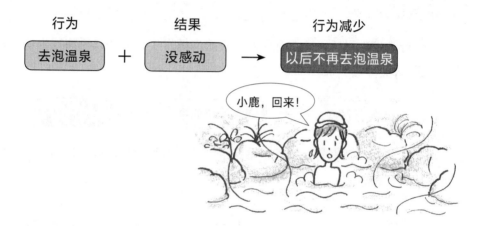

行为		结果		行为减少
去泡温泉	＋	没感动	→	以后不再去泡温泉

小鹿，回来！

（2）当心"消退爆发"

　　对付骚扰电话打进来这种令人讨厌的行为，最有效的办法就是不接电话。半夜里突然打来的无声电话，如果接了之后说"你别打了"，那对方会越发来劲儿，就更会打过来。对于搞恶作剧的人来说，对方的那些无可奈何的生气回应恰恰是最好的强化物。

　　但是，对一个行为实施消退时，该行为可能会暂时加剧，以获取以往会出现的强化物，这叫作"消退爆发"。在消退某个行为的时候，要做好忍耐消退爆发的思想准备。

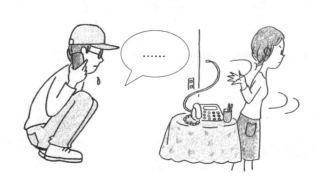

……

03 —— 理解行为③惩罚

减少行为的第 2 个方法是惩罚。行为发生之后，马上带来不快或者拿走奖励，以后该行为就会减少。针对发展性障碍儿童，我们应该尽量避免使用惩罚，但也需要了解惩罚背后的原理以及它在现实中所起到的作用。

1. 惩罚是什么

一个行为发生之后，马上有令人不快的事情发生，那么以后该行为就会减少，这就是惩罚。

$$\boxed{行为} \quad + \quad \boxed{令人不快的事} \quad \longrightarrow \quad \boxed{行为减少}$$

例如，帮妈妈做事的女孩子，总是帮倒忙，越帮越乱，被妈妈骂了。女孩子以后再也不帮妈妈做事了。

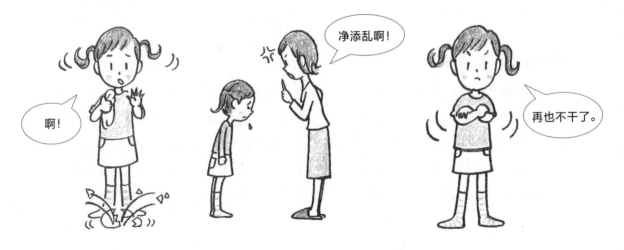

这就是惩罚。女孩子"帮忙"的行为，导致了"被妈妈骂"这个令人不快的结果，所以迅速地减少了。

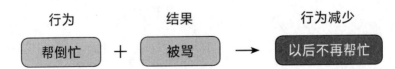

行为		结果		行为减少
帮倒忙	+	被骂	→	以后不再帮忙

2.关于惩罚，你需要知道的事

（1）并非只有指责才是惩罚

并非只有表扬才是强化，同样地，并非只有刻意的指责才是惩罚。如果行为的结果自然地带来了令人不快的事情，行为因此而减少，那么也被认为是惩罚。

例如，因不小心碰到热锅而被烫伤的人，以后会当心避免碰到烫的东西。这在 ABA 看来，"碰热锅"这个行为，产生了"被烫伤"这个令人不快的结果，行为"减少"了，这可以被看作一种惩罚。如此想来，广义的"惩罚"对我们安全的生活来说是不可或缺的。

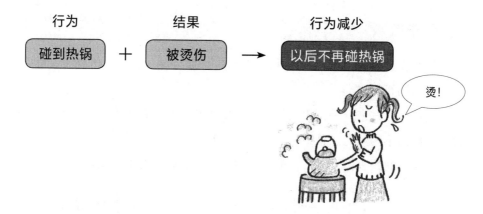

（2）正惩罚与负惩罚

强化有两种，惩罚也有两种。

一种是给予不快的惩罚，叫作正惩罚。

另一种是去除奖励的惩罚，叫作负惩罚。

正惩罚——行为发生之后马上给予不快，以后该行为就会减少。

负惩罚——行为发生之后马上去除奖励，以后该行为就会减少。

例如，违章停车会被罚款，犯罪了会被关进监狱，被剥夺自由，这些都是典型的负惩罚。现代国家的刑罚不再有鞭笞这类带来肉体痛苦的正惩罚，而是倾向于采用负惩罚。

当不得不对孩子施加惩罚的时候，不应该打骂，而可以采用关电视、没收游戏机等负惩罚来冷静处理。

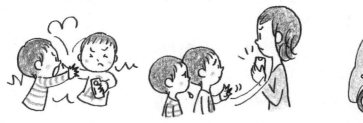
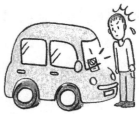

04 —— 理解行为④行为之前发生的事

　　行为发生之后的结果会决定性地影响该行为。如果行为之后有好事发生，那么该行为就会增加（强化）；如果没有好事发生（消退），或者有令人不快的事发生（惩罚），那么该行为就会减少。

　　那么，行为之前发生的事，对人的行为有怎样的影响呢？

1. 区辨刺激

　　妈妈在远处向孩子招手，并说"过来"，如果孩子看到、听到了，就会马上放下玩具，跑到妈妈那里。

　　妈妈说"过来"并招手，像这样引发了孩子行为的刺激叫作"区辨刺激"，"区辨"是"分辨出不同"的意思。

　　这时，妈妈表扬了孩子，摸了摸他的头，然后牵着手开始走。

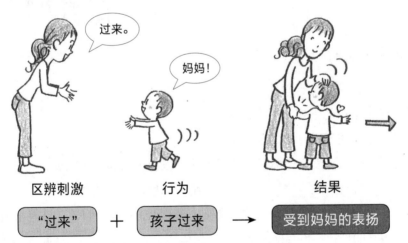

区辨刺激		行为		结果
"过来"	＋	孩子过来	→	受到妈妈的表扬

（1）区辨刺激引发行为的原因

　　孩子之所以回应妈妈的呼唤，是因为他从过去的经验中学到，回应行为的结果是妈妈表扬他，牵他的手，有好事发生。

　　假如孩子回应了妈妈的呼唤，但妈妈正与朋友聊得起劲儿而忽视了孩子（消退），那么以后孩子就不再会回应妈妈的呼唤了。

　　区辨刺激会引发行为，这是通过强化学习来的。

（2）区辨刺激的例子

例如，我们一般会在红灯亮起时停下，绿灯亮起时开始过马路，也就是对过马路这个行为来说，绿灯可以被看作一个区辨刺激。

要想让绿灯成为过马路这个行为的区辨刺激，那么在绿灯之外的信号灯亮起时过马路的行为就不能被强化。假如红灯亮起时也能安全顺利地过马路，那么人们就不会等信号灯了。正因为只有在绿灯亮起时过马路的行为曾经被强化过，绿灯才会成为能引发行为的区辨刺激。

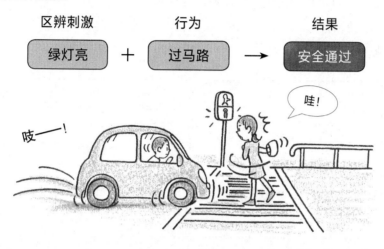

2. 动因操作

关于行为之前发生的事，还有一个是影响行为发生方式的"动因操作"。

例如，哥哥在二楼自己的房间里看漫画，妈妈说"吃晚饭啦"，哥哥没下来。怎么才能让哥哥马上下来呢？

实际上，这个孩子傍晚时刚吃了零食，不饿。那么如果从第二天开始就不再在傍晚给他吃零食，到了晚饭时间他饿了，就会很快下楼来。

这就是动因操作。让他饿了，获取食物的行为就会更容易出现。如果睡眠充足，由烦躁引起的攻击行为可能就会减少。动因操作是通过事前的控制人的身心状态的操作来让行为更容易发生（或更不容易发生）。

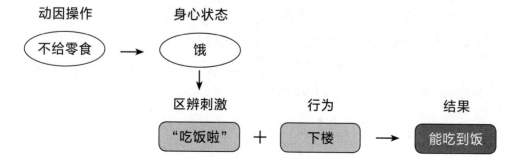

强化、消退、惩罚的区别

本章讲解了强化、消退和惩罚三个主要概念。强化又分为正强化和负强化，惩罚又分为正惩罚和负惩罚，因此，我们一共学习了 5 个基本的行为原理。

这 5 个原理之间的区别看上去很简单，但实际上，就算是大学里专攻 ABA 的学生，有时也会混淆，所以我们在这里梳理一下。

为了区分清楚这几个行为原理，我们应该将目光聚焦于行为前后发生了怎样的变化。请看下表。

	之前		行为		之后
正强化	0	→		→	+
负强化	-	→		→	0
消退	0	→		→	0
正惩罚	0	→		→	-
负惩罚	+	→		→	0

在这张表里，我们把有奖励（好事）的状态标记为＋，把有不快（令人厌恶的事）的状态标记为 -，0 表示什么都没有的状态。

正强化是从 0 到＋的变化。也就是说，行为之前没有的好事在行为之后出现了（没被表扬→帮忙→被表扬），以后该行为就会增加。

负强化是从 - 到 0 的变化。也就是说，行为之前发生的令人不快的事在行为之后没有了（头痛→吃药→头不痛了），以后该行为就会增加。

消退是从 0 到 0 的变化，也就是没有变化。行为之前没有奖励，行为之后也没有奖励（没被表扬→帮忙→没被表扬），以后该行为就会减少。

正惩罚是从 0 到 - 的变化。也就是说，行为之前没有的令人不快的事在行为之后出现了（没被骂→帮倒忙→被骂），以后该行为就会减少。

负惩罚是从＋到 0 的变化。也就是说，行为之前有的奖励在行为之后没有了（有游戏机→说脏话→游戏机没了），以后该行为就会减少。

怎么样？虽然只是简要的梳理，但按照这样的思路来考虑，应该可以比较容易地搞清楚这 5 个基本的行为原理之间的区别了吧？

第**2**章

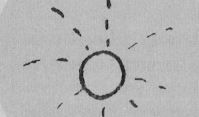

ABA 基础知识②

处理问题行为的 4 种方法

本章将会在理解孩子问题行为出现的原因的基础上，讲解应对问题行为的几种主要方法[消退、对其他行为的差别强化（Differential Reinforcement of Other Behavior, DRO）、惩罚、前提控制]。我们在第 1 章中学到的那些基本的行为原理，都将在本章中发挥作用。

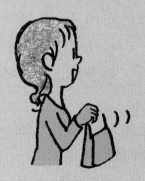

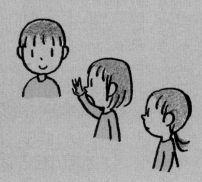

05 了解问题行为出现的原因

　　发展性障碍儿童经常会出现哭闹或攻击他人等问题行为（这些都是大人希望阻止的行为）。要处理这些问题行为，就必须了解它们出现的原因，也就是说，我们要知道这些行为是被什么强化的。找到问题行为的强化物，然后去除，这才是最好的对策。

1. 分析问题行为出现的原因

　　为了弄清楚问题行为是被什么强化的，我们不能只关注问题行为本身，还必须留心观察行为前后发生了什么变化。行为往往是被行为之后马上出现的事物强化的，因此，观察问题行为之后马上出现了什么，非常重要。

　　把问题行为按照前提（A）、行为（B）、后果（C）来进行整理，从中我们可以推测问题行为的强化物，这种做法叫作"功能分析"或"ABC分析"。

　　例如，一名孤独症孩子和妈妈一起在超市购物时，他要妈妈给自己买零食，妈妈说"不行"，孩子就在地上打滚哭闹。结果妈妈拗不过孩子，过了一会儿，还是给他买了零食，于是孩子就不哭闹了。

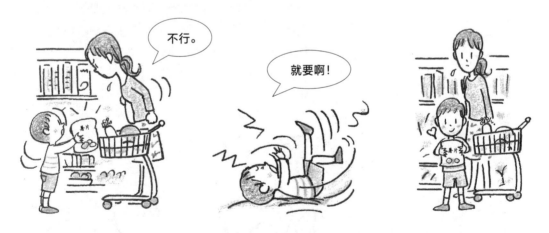

　　我们可以用ABC分析将这个例子整理为以下的图示。通过图示，我们可以推测出，孩子的哭闹是被妈妈给买零食这件事强化的。

（A）前提　　　　　　（B）行为　　　　　　　（C）后果

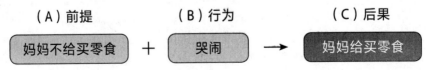

2. 问题行为的 4 类强化物

以往的研究表明，问题行为基本上都得到了以下 4 类强化物中的一种或多种强化。

（1）实现要求

在前文所说的在超市哭闹的例子中，问题行为的结果使孩子的要求得到了满足，他要求的零食就是强化物。问题行为要得以维持，并不需要每次都被强化，所谓"间歇强化"，就是说时不时地给予强化，也能使行为得到维持。因此，即使妈妈大多数时候都不答应，但只要偶尔忍不住答应一次，给孩子买了零食，那就会形成"间歇强化"，哭闹行为就会得以维持。

（2）逃避

如果问题行为的结果可以使人逃避厌恶的状态，那么问题行为也会被强化。例如，有的孩子不与小朋友手拉手，被拉手时会去咬小朋友的手，而被咬的小朋友就会松开手，这也就形成了咬手行为的强化物。

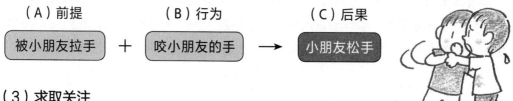

（A）前提　　　　（B）行为　　　　（C）后果

被小朋友拉手　＋　咬小朋友的手　→　小朋友松手

（3）求取关注

对方以及周围人的关注也会成为强化物。例如，在周围有很多小朋友的时候，朝着小朋友扔玩具，老师就会大声说："啊！住手！"这样的反应就是一种关注，它会强化孩子扔玩具的行为。

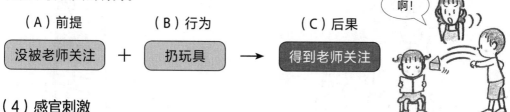

（A）前提　　　　（B）行为　　　　（C）后果

没被老师关注　＋　扔玩具　→　得到老师关注

（4）感官刺激

行为给自己带来的感官刺激会产生快感。在眼前晃动手掌，拿着玩具车斜着眼看，盯着旋转的物体，这些行为的强化物都是通过排遣无聊而带来感官刺激。这类自带强化物的行为叫作"自我刺激"。

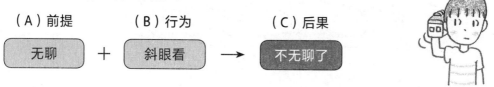

（A）前提　　　　（B）行为　　　　（C）后果

无聊　＋　斜眼看　→　不无聊了

06 —— 处理问题行为①消退

问题行为的处理方法最主要的有 4 种。

①消退，② DRO，③惩罚，④前提控制

我们将在下面依次讲解。首先说说消退。

1.哭闹的消退

这个行为大多是被哭闹带来的结果强化的，比如，大人满足孩子的要求，或是大人一看到孩子哭闹就跟孩子说话，从而给予了孩子关注，进而强化了哭闹行为。

因此，即使孩子哭闹，我们也绝不应满足他的要求。呵斥也是一种关注，应该忽视到底。也就是说，我们对哭闹不给予强化物，这就是在执行消退。

如果孩子在超市等公共场合哭闹，那么大人不要说话，可以把孩子带到人少的角落里，让孩子在那里哭个够。有的时候，孩子可能会哭一个小时以上，我们大人要学会忍耐。等孩子平静下来之后，大人应该像什么都没发生过一样，继续原来的购物。

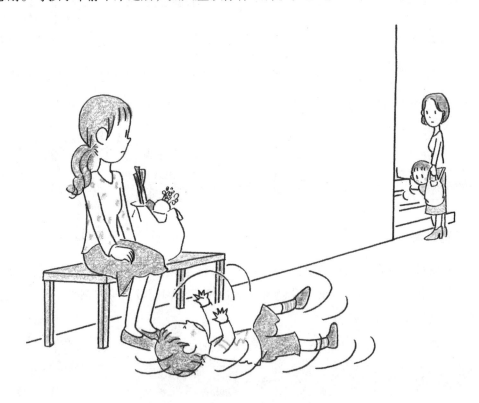

2. 关于消退的注意点

（1）当心消退爆发

对哭闹进行消退的时候，可能会出现消退爆发（参看 p.5），哭闹会暂时变得更为激烈，比如，本来只是边哭边打滚，现在可能会突然开始往地板上撞头。然而，如果此时对这样的激烈行为给予回应，比如，跟孩子说话或满足孩子的要求，那么这些就成为强化物，反而会让哭闹在以后变得更加严重。不想让哭闹行为进一步恶化，就要牢记：即使出现了消退爆发，也要坚持不给予回应。当然，这需要确保安全，比如，可以在地板上放个垫子以防孩子受伤。

（2）忽视未必就是消退

例如，在家里或幼儿园中，大人发出指令，让孩子收拾玩具，结果引起孩子哭闹，这个孩子应该有过哭闹了就可以不收拾玩具的经验。

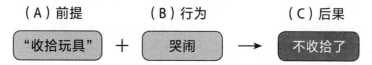

要消退这个哭闹行为，我们应该怎么做呢？如果家长只是忽视哭闹，而不再让孩子收拾玩具了，那么这也满足了孩子的要求，强化了问题行为。因此，忽视并非总能成为消退。消退是指行为的结果不再让孩子获得好处。在这种情况下，家长应该拉起孩子的手去收拾哪怕只是一个玩具，剩下的玩具由家长迅速收好，然后保持忽视，等孩子哭完。

3. 刻板行为的处理

有发展性障碍的孩子会对某些细节表现出强烈的刻板。比如，总是去按电梯的按钮，总是想进同一家商店，一旦改变，就会引发强烈的哭闹。

有的专家认为"刻板是这类孩子的特性，应该予以尊重"，但是，如果对刻板行为放任不管，那么刻板的范围往往会越来越大，程度也会越来越重，会影响到家人以及周围的其他人，孩子本人也会被自我强化出来的刻板行为束缚，无法体验新的世界。

在刚开始对刻板行为进行干预时，大人往往可能会觉得孩子很可怜，不过，对刻板行为的干预还是越早越好，干预时引发的哭闹可以用忽视来消退。

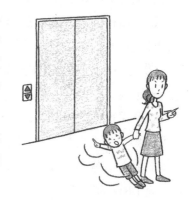

07 ——处理问题行为②DRO

要有效地处理问题行为，仅仅依靠不再对问题行为提供强化物（消退），往往是不够的。而在执行消退之外，我们对问题行为以外的适当行为予以强化，可以更加有效地减少问题行为，这叫作 DRO（对其他行为的差别强化）。

1. DRO

DRO（Differential Reinforcement of Other Behavior）是指对问题行为以外的适当行为进行强化，从而间接地减少问题行为。Differential Reinforcement 是指"选择性地强化"，Other 是指"适当的其他行为"。

例如，孩子上课时擅自离席，在教室里打转，老师说了"坐回去"，孩子也不理。

应该怎么应对这种离席行为呢？我们可以用 DRO 的方法来思考一下。

首先，我们来思考一下这个孩子的离席行为是被什么强化的。

① 跟不上学业，老是干坐着，很难受（逃避）。

② 离席之后在教室里打转，很开心（感官刺激）。

③ 离席了，老师就会跟自己说话（获得关注）。

就像这样，也许有多种可能，但要将这些强化物全部去除，是比较困难的。那么我们可以改变一下思路，当这个孩子坐在椅子上的时候，我们强化他的安坐行为。

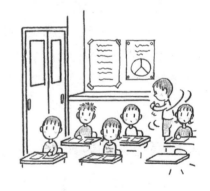

① 孩子坐在椅子上的时候，无论他在做什么，每隔 5 分钟，老师就用温和的声音跟他说话来给予关注，强化他好好学习的行为。

② 如果学业跟不上，就给孩子单独准备一份简单的课堂作业。

③ 老师利用课后时间给孩子补课，帮助孩子赶上学业进度。

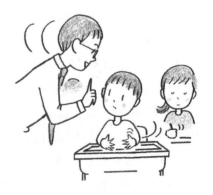

如果采取了这些措施，对孩子来说坐在椅子上学习不再是什么痛苦的事，甚至可以得到很有吸引力的强化物，那么孩子的离席行为自然就会减少。这就是 DRO 的策略。

2. 关于 DRO，你需要知道的事

广义的 DRO 还有各种各样的"小伙伴"，下面介绍 2 个典型的方法。

(1) 对替代行为的差别强化（Differential Reinforcement of Alternative Behavior, DRA）

A 是 Alternative，也就是替代的意思。DRO 是强化问题行为以外的所有行为，与此相对地，DRA 是选择可以替代问题行为的适当行为来进行强化。

例如，孩子喜欢把痰吐进吐出地玩，喜欢痰带给自己的弹性感觉，我们可以把口香糖作为痰的替代物给他，这样，这个孩子玩痰的时间就会减少。

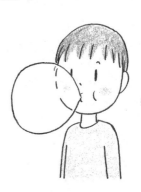

就像这样，找到与问题行为有相似作用（功能）的更适当的行为来替代问题行为，就可以减少问题行为。当孩子想要小朋友手中的玩具时，他跑过去抢，对此，我们可以教孩子用语言表达："借给我玩。"这也是 DRA。

(2) 对不兼容行为的差别强化（Differential Reinforcement of Incompatible Behavior, DRI）

I 是 Incompatible，也就是无法共存的意思。DRI 是指，在可以用来抑制问题行为的适当行为中，我们选择性地强化那种与问题行为在物理条件上无法共存的行为。

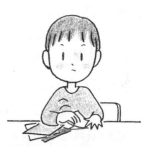

例如，对于经常触摸生殖器的孩子，如果他能喜欢上其他不用双手就无法完成的操作活动，那么他的双手就会被占用，触摸生殖器的行为也就会减少了。

3. DRO 的应用

我们很容易只关注那些不希望孩子出现的行为，一出现就加以斥责。但其实，我们更应该教会孩子做出那些我们希望他掌握的行为，孩子一旦完成任务，我们就应给予表扬。

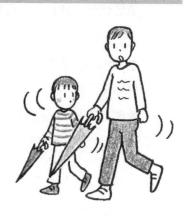

例如，走路时拿伞挥舞是很危险的，但与其只是斥责孩子，还不如说"这样做"，然后教给孩子正确的拿伞走路的方式。孩子一旦正确模仿了，我们就表扬他。运用这样的干预策略，大人和孩子都会很愉快。

08 —— 处理问题行为③惩罚

问题行为的基本处理方法是"消退＋DRO"。然而"消退＋DRO"也并不是能够永远适用于各种情况的应对策略。当我们尝试运用了这些策略，却仍无法顺利处理问题行为时，作为最后的手段，我们可以试试惩罚。当然，我们首先要充分了解惩罚的种种弊端，然后才能慎重地使用。

1. 关于惩罚的注意点

惩罚具有强有力的抑制行为的作用。但是，ABA 干预要求尽量不使用惩罚处理问题行为，因为惩罚可能存在以下弊端。

> ### 惩罚的弊端
>
> ●滥用的危险
> 有发展性障碍的孩子都是缺乏抵抗能力的弱小生命。对孩子实施惩罚的大人容易被愤怒驱使，让惩罚激化。
> ●被模仿的危险
> 如果孩子会模仿，尤其是模仿大人打孩子，那么有的孩子以后会攻击自己的兄弟姐妹或其他小朋友。
> ●强化的危险
> 呵斥责骂也是一种关注，有时反而会强化问题行为。

当然，虽然惩罚存在这些弊端，但想要完全不使用惩罚就顺利地解决所有问题行为也是不大现实的。因此，在尝试了消退、DRO 以及前提控制（参看 p.21）的方法而都没有奏效的情况下，我们可以尝试使用轻微的惩罚。此时，还应当注意，我们优先考虑使用的应该是去除奖励的负惩罚，而非给予不快的正惩罚。

2. 负惩罚

（1）罚时出局

例如，有个孩子常常打或拧别的小朋友，没有特别的原因，似乎是觉得对方的挨打反应很好玩。如果挨打的是个大人，那么就可以通过忽视来消退这种攻击行为，但如果挨打的是小朋友，那我们不可能要求"挨打了也别动"。如果我们能在事前及时阻止，那固然好，但大人可能无法随时陪在这个孩子身边。

这时候，一种叫作"罚时出局"的负惩罚往往比较有效。罚时出局是一种退场处罚。例如，如果孩子在游戏场所等好玩的地方做了坏事，那么作为惩罚，我们可以把孩子带到房间的角落里，让他坐在椅子上待 3 分钟。如果孩子无法安静地坐在椅子上，大人可以用手托在他的腋下，让他面壁 1 分钟左右。

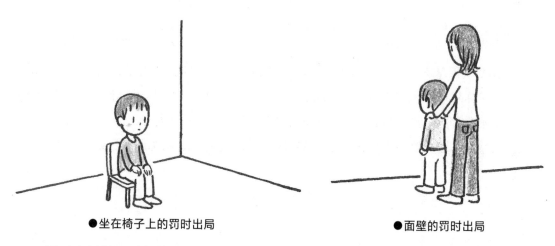

●坐在椅子上的罚时出局　　　　　　　　　●面壁的罚时出局

罚时出局是以剥夺享受一段快乐时间为目标，因而不应该给予孩子不必要的痛苦。把孩子关进小黑屋中，让他去寒冷的阳台上罚站，这些都绝对不可以。他应该就处于大人的视线范围之内，可以和大家在同一个房间中，在角落里静止几分钟。面壁时，也不应该将孩子摁在墙上。时间到了之后，应该像什么也没发生一样让他离开。

（2）其他负惩罚

负惩罚有很多种。例如，面对一边看电视一边拧弟弟这样的暴力行为，可以在孩子实施攻击的瞬间关闭电视。过一会儿，再静静地打开电视，一旦再次出现这个暴力行为，就再立刻关掉。

面对吃饭吃到一半离席的孩子，可以在他站起来的瞬间将盛着他喜欢吃的食物的那个盘子拿走，这样的负惩罚也会比较有效。孩子回座位后，过一段时间，再把盘子拿出来。要注意，这个惩罚对已经吃饱了的孩子是无效的。

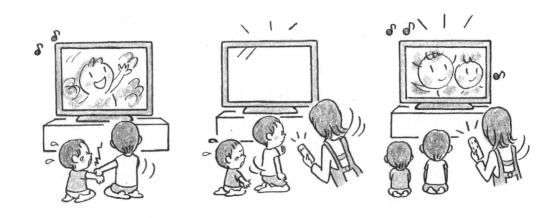

3. 正惩罚

ABA 干预基本上不使用给予不快的正惩罚，尤其是体罚，这是绝对不能使用的。但是，对坏事坚决说"不行！"有时也是必要的。例如，有发展性障碍的孩子进入小学后还去摸女性的胸，那位女性就应该说"不行！"以明确拒绝。

喋喋不休地说教，被感情驱使而激烈地指责，这些都是无效的，不要这样做。

09 —— 处理问题行为④前提控制

要真正改变行为，不是通过控制行为之前发生的事，而是通过控制行为之后发生的事，也就是强化、消退和惩罚。因此，问题行为的处理是以这些结果的操作为中心的。

但是，有时前提控制也会产生效果。尤其是在孩子大了之后，对消退的反抗会越来越强烈，那么前提控制的必要性就会增加。

1. 物理条件控制

设置问题行为不容易发生的物理条件，防患于未然。

> **设置物理条件的例子**
>
> ● 让孩子穿连体裤，使他不容易摸到生殖器。
> ● 门上多装一把锁，防止孩子擅自离家。
> ● 拿走可用来攀爬的物品，让孩子无法爬高。
> ● 为了防止孩子从教室里跑出去，尽可能让他坐在离门比较远的座位上。

这些措施看上去都只是让问题行为不容易发生，似乎不是根本性的解决方法，但其实并不是这样。

例如，门上多装一把锁，孩子想开门也打不开，得不到强化，也就是开门的行为会被消退。在行为出现之前设置物理条件，很多都可以看作自动引发消退的前提控制。

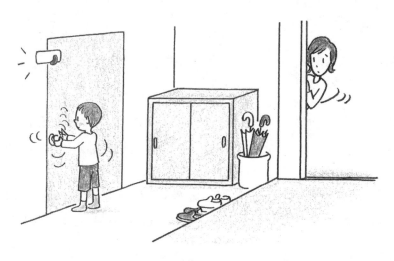

2. 导火索刺激的去除 / 缓解

如果我们能够去除问题行为的导火索刺激，那么问题行为也会减少。例如，有的孩子害怕运动会发令枪的响声，因而无法参加运动会，那么也许将发令枪换成哨子就能解决问题。

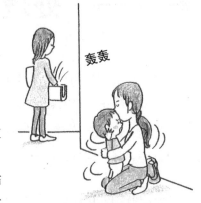

然而，现实生活中的导火索刺激常常是无法去除的。例如，有的孩子害怕厕所的冲水声或烘手机的声音，可这些装置哪个厕所里都有，要避开这些，就没法上厕所了。

所以，这时我们就需要开展让孩子习惯那些恐怖刺激的训练。我女儿小时候就很害怕厕所里冲水的声音，于是，我一开始让她坐在马桶上，紧紧地抱住她，慢慢地拉动冲水杆。刚开始的时候，女儿很害怕，她会紧紧地贴着我，但后来终于一点点地习惯了。

很多时候，可以就像这样，我们一边安抚孩子，一边让他一点点地接近恐怖刺激，渐渐地，他就会变得平静。不要让孩子过分胆小，我们应该尝试一下，孩子其实比我们以为的更坚强。

3. 动因操作

孩子的某些内在的状态，有时会让问题行为更容易发生。例如，孩子晚上睡得不好，睡眠不足，有点烦躁，因而毫无理由地攻击小朋友。或者，平日里，妈妈不怎么搭理孩子，孩子因而在幼儿园里不停地捣乱以从中获得老师的关注。

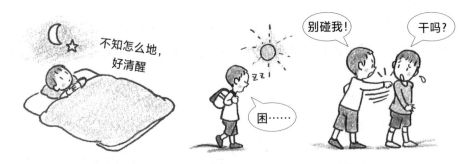

在这种情况下，我们可以运用"动因操作"（参看 p.9）来改善孩子的状态，从而间接地减少问题行为。例如，对于睡眠不足的问题，可以考虑调整起床 / 就寝时间，或者找医生开助眠药物等方法。

另外，在妈妈平日不搭理孩子的那个案例中，妈妈应该增加跟孩子对话的次数，还可以增加一些肢体接触，幼儿园的老师也可以在孩子不捣乱时多和孩子互动。

问题行为余谈

我从事这个职业以来，经常遇到孩子们出现的各种问题行为，经常有家长为此进行咨询。下面介绍一个给我留下深刻印象的案例。

这是我去家访时发生的一件事，那个家庭里有一名5岁的发展性障碍男孩。正当我和家长在那个孩子的房间里说话时，家长为某件事情呵斥了一下孩子，结果那个孩子突然跑到房间里的笔筒前，从中拿出一把剪刀，用剪刀夹住自己的食指，就好像要剪掉自己的手指一样。

我们一下子怔住了，是该说些什么呢，还是该保持忽视来消退呢？一时间我也不知道该怎么办，但最后还是决定什么也不说，就默默看着（说实话，当时也只能这么做）。不过幸好孩子并没有剪自己的手指，沉默了几秒钟后，孩子一下子将剪刀从自己的手指上拿了下来。当然，家长也就马上趁此机会急忙将剪刀拿走了。

就像这样，孩子时不时会做出一些大人认为"绝对不行"的事来。再举一个例子，这是从一个女孩的家长那里听来的。那个女孩在超市等人多的地方被家长说了之后，会突然当场脱裤子。这也是"绝对不行"的行为吧。

孩子为什么会做出这样的行为呢？从ABA的视角来思考，我推测，孩子做出这类行为的主要原因，其实就在于周围的大人们在应对方法上存在问题。

本章介绍了"消退爆发"这个现象。孩子被责怪了，或者自己的要求没有得到满足，于是引发哭闹、扔东西、打滚，这时，家长应尽可能不去回应，也就是执行消退。但这样的话，孩子可能会更激烈地哭闹，做出各种他能想到的行为，这就是消退爆发。

在爆发的时候，如果孩子偶然拿出一把剪刀，或在人前脱裤子，那么家长会怎么样？肯定会毫不犹豫地大叫："啊！"或是对孩子说："绝对不行！"

大人的这种反应恰恰给予了孩子"关注"这一强化物，结果反而增加了最麻烦的行为。选择性地强化更为接近目标行为的相似行为，从而渐渐形成目标行为，这在ABA中叫作"塑造"。我们可以认为，那些严重的问题行为都是被周围大人的回应塑造出来的。

那么该怎么办呢？一个答案就是，我们可以将大人的原来的应对反过来，对程度比较轻的哭闹给予关注，而当孩子出现"绝对不行"的行为时，反过来，尽可能执行忽视，不去理会。如此，渐渐地，程度较轻的哭闹就会增加。也就是说，反过来运用塑造的原理，渐渐地"弱化诱导"问题行为就行了。

第 **3** 章

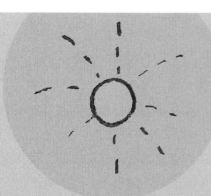

ABA 基础知识③

4 种教学方法

　　本章将学习 ABA 教学的几种基本技法 [辅助 (prompt)、强化、回合尝试教学 (Discrete Trial Teaching)、随机轮换教学]。如果只阅读一遍，你可能无法理解得太深入，所以，我们强烈建议你在开始训练之前再读一遍。实际上，如果能在开始训练之后再进行重读，那么你会对这部分内容有更深刻的理解。

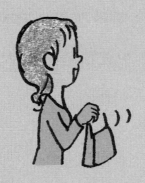

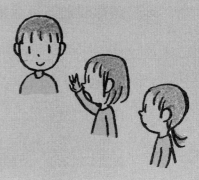

10 基本教学方法①辅助与强化

第1章介绍了行为的基本原理，第2章介绍了问题行为的处理方法，在第3章中，我们将讲解基本的教学方法。ABA教学有4个重要的技法：辅助、强化、回合尝试教学、随机轮换教学。

1. 辅助（prompt）

辅助是指"引导"，也就是帮助、提示的意思。

在教孩子学习新行为时，我们无法指望他一开始就能掌握，因此，为了能让孩子做对，我们就要给予必要的帮助，这个帮助就叫作辅助。如果不能充分地给予适当的辅助，那么孩子就会屡次失败。连续失败的话，孩子就会失去学习的动力。

最开始时，我们应该给予孩子最充分的帮助，而以后则必须渐渐地减少辅助，这叫作"辅助渐褪"。渐褪的意思就是"逐渐地撤去"。如果突然间不辅助了，那么孩子就会失败，因此，我们要慢慢地减少辅助。

■ 辅助渐褪的例子

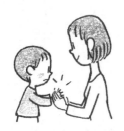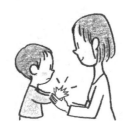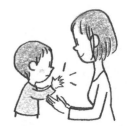

●拉着手让孩子拍手　　●轻轻地搭按孩子的手腕引导他拍手　　●轻碰一下孩子的肘部

2. 刺激辅助与反应辅助

辅助分为两种：刺激辅助与反应辅助。

（1）刺激辅助

这里的刺激是指大人发出指令的语言或呈现的教具，在其中加入提示，就叫作刺激辅助。

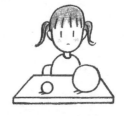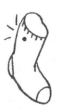

例如，图示中，在教大小时，大人使用大小差异极为明显的教具；在教穿袜子时，大人在手持袜子的位置做上记号之类的辅助方法。

（2）反应辅助

直接控制孩子行为（反应）的辅助。

例如，大人的手拉着孩子的手做，大人用手指向答案，大人示范给孩子看之类的帮助。

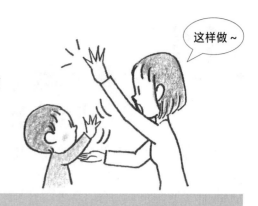

这样做～

3. 强化

孩子做出正确反应后，不管是否有辅助，都要给予奖励来强化正确行为。对于社会性落后的孩子，只给予口头表扬是无法充分强化的，因此，在表扬的同时，要给予食物或诸如挠痒痒等感官奖励（强化物）。

关于强化的注意点
·在孩子做出正确反应后 1 秒钟内就要强化。
·强化物种类要丰富。
·口头表扬要充满感情地、夸张地给出。
·强化物要少量地、一点一点地给出。
·强化物的给予频率要渐渐降低。
·多让孩子休息。

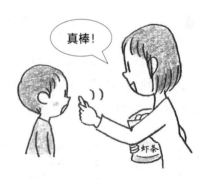

真棒！

4. 错误反应／无反应的处理

孩子没做对的时候，不必说"不对"，而可以什么也不说，忽视他，并停顿一会儿，然后在下一回合中辅助孩子做对。

另外，孩子不反应的时候，不要重复发出指令，而可以沉默地等 5 秒钟。5 秒钟过后还是没有反应的话，就再次发出指令，并立刻辅助孩子做对。

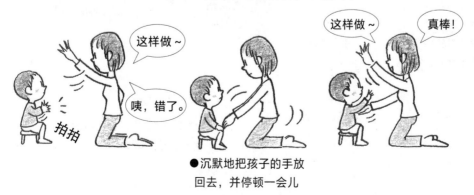

这样做～

咦，错了。

拍拍

●沉默地把孩子的手放回去，并停顿一会儿

这样做～ 真棒！

11 基本教学方法②回合尝试教学与随机轮换教学

除"辅助"与"强化"这两个重要技法外，还有"回合尝试教学"与"随机轮换教学"。

1.回合尝试教学

在运用 ABA 教孩子时，通常要按照这样的顺序循环操作：指令→（必要时）辅助→孩子的反应→强化。一个循环就叫作一个"回合"。

指令→辅助→孩子的反应→强化 ＝ 一个回合

ABA 教学原则上需要回合的重复。

所谓回合尝试教学，就是指一个回合与下一个回合之间有一个虽然很短但很明确的停顿，以便让孩子能够更容易地体验到每个教学回合的开始与结束。

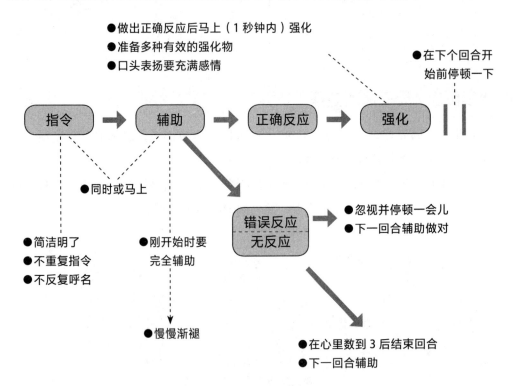

●做出正确反应后马上（1秒钟内）强化
●准备多种有效的强化物
●口头表扬要充满感情

●在下个回合开始前停顿一下

指令 ➡ 辅助 ➡ 正确反应 ➡ 强化

●同时或马上

●简洁明了
●不重复指令
●不反复呼名

●刚开始时要完全辅助

错误反应无反应 ➡ ●忽视并停顿一会儿
●下一回合辅助做对

●慢慢渐褪

●在心里数到 3 后结束回合
●下一回合辅助

2. 随机轮换教学

要判断孩子能否根据某个特定的指令正确地做出相应的行为，只看孩子能否回应那个指令是不够的。最低的要求是，除那个特定指令外，必须再发一个别的指令，看孩子能否正确区辨两个不同的指令。

这种确认能否区辨两个指令的教学技法，就是随机轮换。随机轮换是指，无规律地发出两个以上的指令，确认能否按照指令完成任务。

■ 随机轮换的方法

无规律地发出两个以上的指令。

例如，"举手""肚子""肚子""举手""肚子""举手""举手""肚子"……

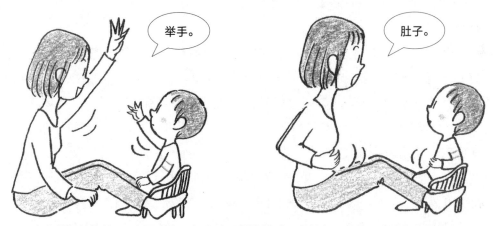

举手。

肚子。

●在随机轮换的 10 个回合中，如果孩子能够做对 8 个以上，那就可以认为他学会了。

■ 关于随机轮换的注意点

·扑克脸（不要通过表情给予提示）。

·不要给予多余的提示（有时大人会在无意中瞟一眼答案）。

·失败时，要对这个指令进行辅助，并渐渐地减少辅助。

·要时不时地变换一下教具的位置。

其他注意点①：课题分解	其他注意点②：泛化
·将目标课题细分成多个小步骤任务，一步一步地教。 ·从特别简单的学习任务开始，让孩子积累成功体验。 ·强化与目标更接近的行为，一点点地靠近目标（塑造）。	将训练时教会的课题应用于日常生活中，叫作"泛化"。对于孩子在训练室中已经能够做到的事，要引导他在日常生活中去做，他能做对，就给予强化。

强化物的介绍

在 ABA 训练中，首先要考虑的就是强化物。没有强化物，就没法教新技能。所以，当我们开始训练时，首先必须做的事情之一就是"寻找强化物"。

以下是我们平时经常使用的各种强化物。参考一下，然后根据自己孩子的具体情况，认真地寻找训练用的强化物。

● 食物、饮料

米饼、薯片、酸奶、干果、水果、果汁、糖、海苔、面包、果冻，等等

＊原则上，凡是孩子喜欢的食物都可以被用作强化物。零食要搞得小小的，放在食品盒里。饮料要用吸管一口一口地喝。糖每次只给舔一下。

● 肢体强化

抱一下、举高、抱着转圈、开飞机（大人躺着，腿抬高，把孩子放在上面）、紧紧地拥抱、挠痒痒、拉着孩子的手或脚抖（配一些好玩的效果音）、玩蚂蚁上树、摇动孩子坐的椅子、做手指操、玩大龙球、跳蹦床

＊对于站着玩的游戏，可以不在每个回合中都提供，而采用代币攒满了再交换的方式。

● 玩具，使用物品的强化

吹泡泡、吹气球、橡皮泥、会发出声音的童书、玩具点餐机、话筒、手机、电风扇、火车、汽车、发条玩具、游戏机、油滴沙漏、画孩子喜欢的动漫形象给他看

＊会发出声音的、旋转的、发光的玩具普遍受欢迎，但也很容易被玩厌，因此要计划好再使用。

● 代币等

磁贴；把骰子放进饮料瓶；在塑料食品盒盖上开个小洞，把玻璃珠子塞进去；贴纸

● 其他

·拼图（从片数很少的开始。）

·形状嵌板

·穿珠子（有各种形状或大小的珠子，好好找一下。）

·布娃娃游戏（用来当教具的动物玩偶或立体的水果模型等。在训练中，不要让孩子碰到，强化时再给他。）

·用剪刀剪纸（剪成细长的纸条，攒多了可以抛撒着玩，虽然扫的时候会很麻烦。）

＊以上这些，在最初的时候，我们可以通过课题教学的方式教会孩子玩耍，随后，孩子自己会喜欢上它们，从而成为强化物，这种情况常常发生。

● 寻找强化物

可以去逛逛十元店（全部商品统一零售价为十元的杂货店）、食品店、玩具店等。其他的，诸如扭蛋等。还有超市里小食品柜台常见的赠品等，有时出乎意料的好用。在机场、旅游区、高速公路服务区的特产商店里，有时能挖掘到好东西。另外，有的二手店里也会有好多玩具。有时间的时候一定要去好好看看。

● 注意点

不管使用何种强化物，都不要忘了给予孩子发自内心的笑容和表扬。从心底为孩子的成功而高兴，满面的笑容，才是最重要的强化物。

第 **4** 章

ABA 初级教程

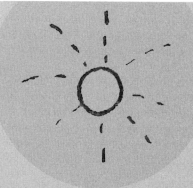

　　从本章开始，我们就要讲解具体的 ABA 训练课程了。本章将要讲解的是初级课题。在起步阶段的训练中，我们可以一边让孩子学习"放进去"这种最简单的操作物品的课题，一边引导孩子入座。接下来，我们就可以教配对、动作模仿以及听从简单的语言指令等最基础的课题了。随后，我们开始瞄准如何帮孩子发展出语言这个重要的教学目标，教发音模仿以及物品命名等比较难的课题。对于那些已经有语言的孩子，我们也可以通过本章所讲解的这些基础教学任务的练习，帮助孩子建立起良好的听从大人指令的学习姿态（建立服从关系）。

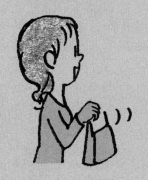

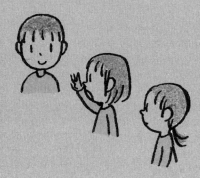

12 —— 个训的准备工作

在第 3 章中,我们学习了 ABA 的基本原理和技术,在此基础上,我们要开展家庭 ABA 训练了。

首先,我们要介绍一下开展家庭训练所需要的物品,这些物品都是应该事先就准备好的。

1. 训练室(开展教学的场所)

要在家庭中对孩子开展训练,就应该尽可能地准备出一个训练专用的房间,因为我们的孩子很需要一个能帮助他集中注意力的、适合训练的环境。如果实在没办法布置出一个专用的训练房间,那么我们也可以在客厅里专门隔出一角来用作教学场所。

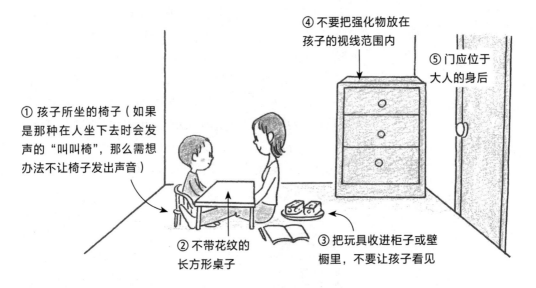

④ 不要把强化物放在孩子的视线范围内

⑤ 门应位于大人的身后

① 孩子所坐的椅子(如果是那种在人坐下去时会发声的"叫叫椅",那么需想办法不让椅子发出声音)

② 不带花纹的长方形桌子

③ 把玩具收进柜子或壁橱里,不要让孩子看见

2. 桌椅

使用不带花纹的长方形桌子比较好。孩子的椅子应该有靠背且比较结实。那种"叫叫椅"在人坐下去时会发出声音,应该用钳子把椅面下面的哨子拔出来,不然这些声音会妨碍孩子集中注意力。

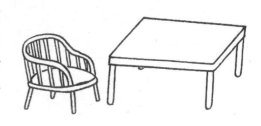

3. 奖励

玩具、零食、挠痒痒、肢体接触、游戏、视频或贴纸等各种能成为奖励的东西。当然，口头表扬和灿烂的笑容也是强化物。

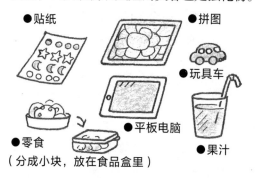

●贴纸　　　　　　　●拼图
●玩具车
●平板电脑
●零食　　　　　　　●果汁
（分成小块，放在食品盒里）

4. 教具

一开始，只要是家里有的东西就足够了，不过随着课题的推进，会需要一些动物或食物的模型（见下图）以及照片图卡等。要随着孩子的进步和兴趣的变化来准备这些东西。

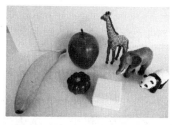

5. 训练记录本

记录训练情况的专用笔记本。采用自己能看明白的、方便的形式记录即可。

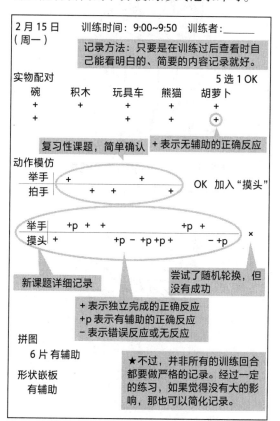

2月15日（周一）　训练时间：9:00~9:50　训练者：_____

记录方法：只要是在训练过后查看时自己能看明白的、简要的内容记录就好。

实物配对　　　　　　　　　　　5 选 1 OK
碗　　积木　玩具车　熊猫　胡萝卜
+　　+　　　+　　　+　　　+
+　　　　　+　　　+　　　⊕

复习性课题，简单确认　　+ 表示无辅助的正确反应

动作模仿
举手　+　　　+
拍手　　+　+　　　+　　　OK 加入"摸头"

举手　+p + +　　　　+p +
摸头　+　　+p - +p +p +　　- +p　　×

新课题详细记录　　尝试了随机轮换，但没有成功

+ 表示独立完成的正确反应
+p 表示有辅助的正确反应
- 表示错误反应或无反应

拼图
　6片 有辅助

形状嵌板
　有辅助

★不过，并非所有的训练回合都要做严格的记录。经过一定的练习，如果觉得没有大的影响，那也可以简化记录。

6. 训练时间

应尽量保证每天有 1~2 小时的个训时间。

个训时，可以每 5 分钟休息 1 次，在 1 小时内开展并完成多个项目的训练课题。大部分的课题都需要花几天到几周的时间才能教会，有时甚至需要花几个月的时间。所以，请保持耐心，一点点地教吧。

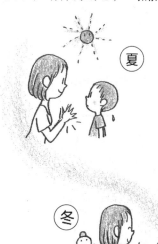

夏

冬

13 起步课题：引导入座

在最初的训练中，我们可以从将积木放进碗中这类特别简单的课题开始。如果孩子不坐在椅子上，那么站着做也行。习惯了之后，再引导孩子坐到椅子上。

1."放进去"

准备几块方块积木和一只碗（木头的或塑料的）。

① 让孩子手拿一块积木，大人将碗拿到孩子跟前，发指令："放进去。"

② 一旦孩子放进去了，大人就要热烈地表扬："真棒！"

③ 每个回合都要强化，在完成5个回合后，可以让孩子休息一会儿。

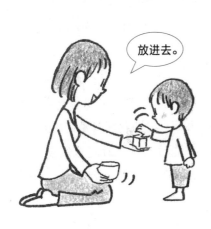

●放进去后，用拥抱或吹泡泡来
奖励孩子（强化！）

■让孩子拿好积木的辅助

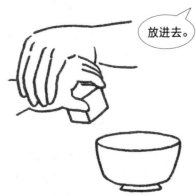

●手把手地帮助孩子拿好积木

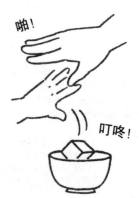

●移至碗上方时，大人将手松开

■ 其他的简单的物品操作类课题

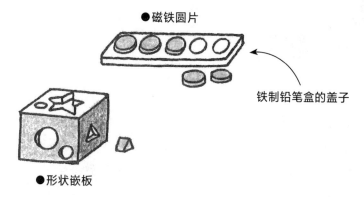

●磁铁圆片

铁制铅笔盒的盖子

●形状嵌板

2. 坐在椅子上

■ "过来"

大人在孩子看过来的时候说"过来"，并用孩子喜欢的零食或玩具引导孩子，一旦孩子靠近，就把零食或玩具给他，作为奖励。

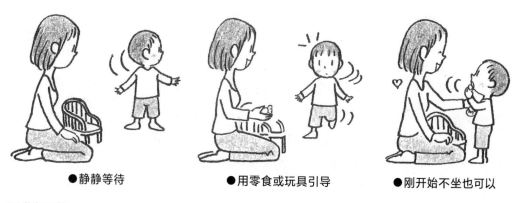

●静静等待　　　　　　●用零食或玩具引导　　　　　　●刚开始不坐也可以

■ "坐下"

当大人发出"过来"的指令时孩子能过来后，大人就要指着椅子发指令，引导孩子坐下。坐下后，就要给予奖励，并马上让孩子离席。

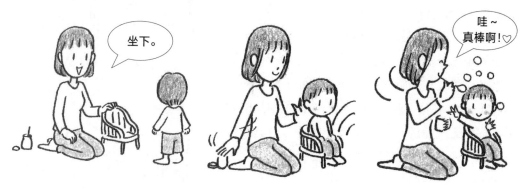

坐下。

哇～真棒啊！♡

14 —— 配对

配对是指把相同或相似的物品放在一起。配对是学习各种课题的基础，是非常重要的课题，它可以培养孩子的注意力和思考能力，而且即便孩子尚无语言，也可以教，它很适合作为训练初期的课题，个训的第一天就可以开始教。

1. 实物配对

准备 2 个完全一样的物品作为教具，比如，碗、积木、叉子、玩具等。将 2 种教具分别放在 2 张外观一模一样的白色垫纸上。

① 碗和积木应该分开放置。

② 我们一边发指令"放一起"，一边将另一只碗递给孩子，让他将其与桌上的碗叠放在一起。刚开始时，要手把手地辅助孩子做成功。

③ 一旦孩子放对，就立刻表扬。

④ 接下来，应该逐渐减少辅助，直到孩子在无辅助的情况下也能将碗放好。

⑤ 下一步，我们说"放一起"，并递给孩子积木，让他将其放在桌上的积木之上，刚开始时，也要手把手地辅助孩子做成功。

⑥ 再下一步，应该用碗和积木随机轮换地练习。如果在 10 个回合中，孩子可以做对 8 个以上的回合，那么我们就可以认为孩子已经掌握了这个课题，可以换其他教具继续练习了。

⑦ 以后，可以逐渐增加桌上的物品，一次并排摆放 4~5 个教具，我们每次给孩子一个物品，让他将其放在相同物品的上面或前面（放在同一张垫纸上）。在这一步当中，我们给孩子物品的顺序应该是无规律的。如此每天开展练习，直到孩子在 10 个回合中能够做对 8 个以上的回合。

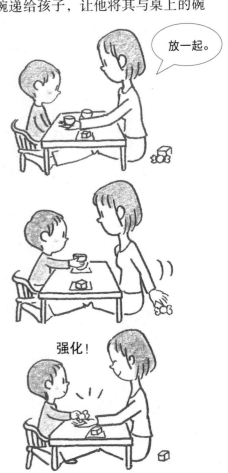

放一起。

强化！

■实物配对的教具种类

家里现成的完全一样的物品，无论什么都可以拿来当教具。

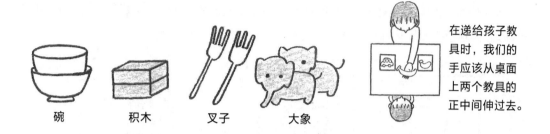

碗　　　积木　　　叉子　　　大象

在递给孩子教具时，我们的手应该从桌面上两个教具的正中间伸过去。

2. 相似物品的配对

在孩子熟练掌握了完全相同的实物配对之后，接下来，就可以练习外观有些不同但仍然很相似的物品了，比如，颜色形状不同的杯子、玩具车，等等。这个课题未来将会扩展到分类配对（参看 p.82）。

3. 实物与卡片的配对

在孩子掌握了实物和实物的配对之后，接下来，我们就可以教孩子实物与照片或图画的配对了，这个练习可以帮助孩子理解立体实物与平面照片上或图画上的物品是相同的。

使用比较写实的照片和图画才好认，因此，刚开始时，我们可以使用实物的照片，在孩子熟练掌握了之后，再进一步导入从市面上购买来的图卡或自己绘制的图卡。

如果本课题对孩子来说比较难的话，也可以先从下面的卡片配对开始教。

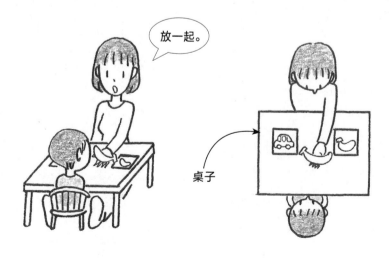

放一起。

桌子

4. 卡片配对

练习图卡或照片的配对。刚开始时，应该使用 2 张完全一样的照片或图卡，然后逐渐地尝试使用稍有不同的卡片。

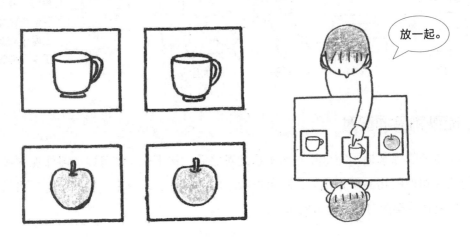

15 —— 动作模仿

看了别人的动作，然后学着做，这就叫作动作模仿。动作模仿是重要的基础技能，是学习后面各类课题的保障。大人一边说"这样做"，一边做动作，让孩子学着做。在起步阶段，要从简单的肢体动作开始练习，然后逐渐地尝试各种各样的动作。

1. 肢体动作模仿

单手上举、拍手、摸头、再见，等等，先教孩子模仿这些简单的肢体动作。

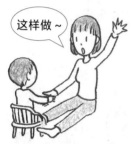

●大人一边说"这样做"，一边举起自己的一只手（面对面时，如果孩子习惯使用右手，那么大人就举起自己的左手）。

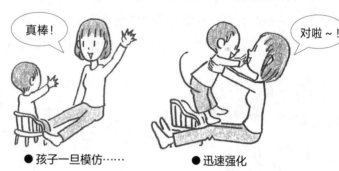

●孩子一旦模仿……

●迅速强化

■ **帮助孩子举手的辅助** * 参看 p.26

刚开始时，可以抓握孩子的手腕，带动其向上举，帮助孩子完成"举手"。

→轻握孩子的手腕，帮助他举起来。

→托着孩子的肘部，帮助他举起来。

→在孩子的肘部下面，用手指轻轻地点一下。

如此，逐步地减少辅助。

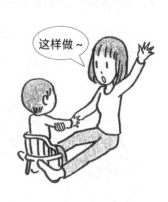

■ **随机轮换**

最初的 2 个动作（如举手和拍手）教会后，需要进行随机轮换，一直训练到孩子能够在 10 个回合中独立而无辅助地做对 8 个以上的回合才好。

在能够完成最初的 2 个动作的区辨训练之后，再开始第 3 个和第 4 个动作的教学。

2. 操作物品的动作模仿

■ 把积木放进碗里

如果肢体动作的模仿对孩子来说还比较难，那么可以先教操作物品的动作模仿，例如，把积木放进碗里、拍击铃鼓等简单的动作模仿。

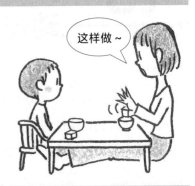

3. 精细动作的模仿

粗大肢体动作模仿掌握后，就可以逐渐开始让孩子练习精细动作的模仿，比如，动动嘴巴、动动手指、使用物品的精细操作模仿，等等，有很多种类可以练习。

除坐着执行的动作外，站立执行的动作模仿也需要练习。

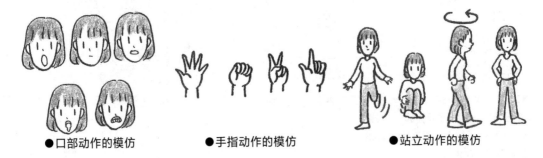

●口部动作的模仿　　　●手指动作的模仿　　　●站立动作的模仿

4. 连续模仿与儿歌动作模仿

"这样做，这样做"，像这样，让孩子连续模仿两个以上的动作。在连续动作模仿会了之后，就可以教孩子儿歌动作模仿。用儿歌快乐地教孩子学习动作模仿吧。

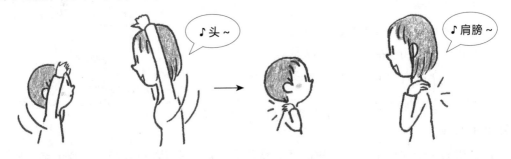

■ 儿歌的例子

《两只老虎》　　《小兔子乖乖》　　《一闪一闪亮晶晶》　　《我们一起学猫叫》

16 —— 听从口语指令

口语指令是指大人用语言发出、孩子执行目标动作的指令，重点是孩子能够按照指令做出正确动作。在孩子熟练掌握了 5~10 个肢体动作模仿之后，我们就可以开始口语指令的训练了。也有个别孩子可能先学会了听从一些口语指令，因此，如果觉得孩子学习动作模仿实在有困难，那也可以先尝试口语指令的训练。

1. 肢体动作的口语指令

（1）起步练习的指令

先从"举手"或"拍手"开始。

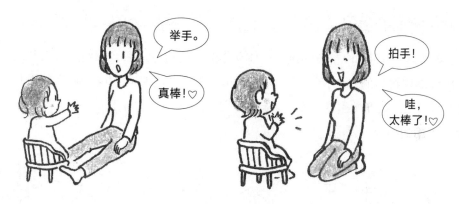

一开始，大人在发出口语指令后做出示范动作给孩子看，引导孩子模仿（辅助）。如果孩子不模仿，就手把手地帮助孩子做出正确动作，一旦做成功，就立刻强化。

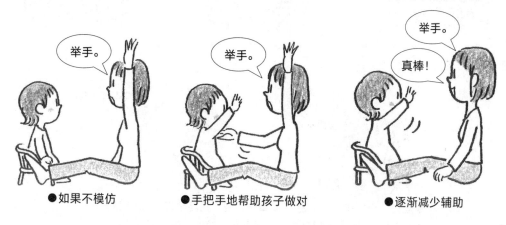

●如果不模仿　　　●手把手地帮助孩子做对　　　●逐渐减少辅助

（2）掌握第3个口语指令

分别教会最初的2个指令后，我们一定要采用随机轮换教学来确认孩子是否真的掌握了。然后，我们再用同样的方法教孩子学习第3个和第4个口语指令。掌握"举手""拍手"后，我们可以教孩子一些日常生活中常用的、易懂的动作指令或身体部位的触摸，例如，"头""再见""你好"等。

（3）发指令时需注意之处

不要说多余的话，只说最重要的词语，以避免影响孩子对指令中关键词语的接收。此外，不要重复发出同一指令，应该只说一次，然后等待孩子的反应。

例如：× 小欧，举起手来，试着说"举手"

〇 "举手"

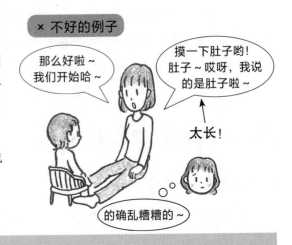

2. 操作物品的指令

在熟练掌握了15种左右的执行肢体动作的口语指令之后，我们就可以开始教孩子学习执行操作物品的口语指令了。可以从拟音的"咕咚咕咚"或"咚咚"等儿语指令开始练习，然后渐渐地引入"拿""摇"等实际指令。

■ 使用物品的指令

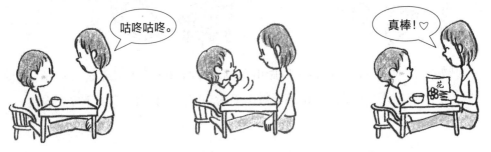

■ 辅助方法

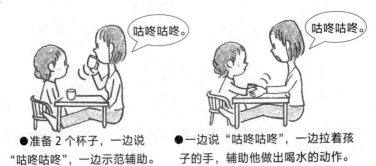

●准备2个杯子，一边说"咕咚咕咚"，一边示范辅助。　　●一边说"咕咚咕咚"，一边拉着孩子的手，辅助他做出喝水的动作。

17 —— 进食技能

在孩子的生活自理学习项目中，进食是优先度较高的技能。我们可以在日常生活中的进食时间教，也可以专门安排时间训练。刚开始时，我们可以教孩子使用勺子和叉子的正确方法，在孩子4岁左右的时候，可以教他使用筷子。

1. 用勺子吃

应该尽可能地早点教孩子使用勺子吃饭。刚开始时，我们要手把手地教孩子拿着勺子吃饭，只要求孩子用勺子将少部分食物放到嘴里就好，余下的，大人可以喂给他吃。每一次都不要急，不要要求太多，这一点很重要。

■ 教学过程

① 选择用勺子比较容易舀取的食物（米饭或切成小块的肉饼）。为了不让孩子伸手抓食物，我们可以从孩子身后挡住孩子的左手。

② 孩子熟练掌握后，我们就逐渐延长他独立使用勺子吃东西的时间，减少大人喂食的时间。

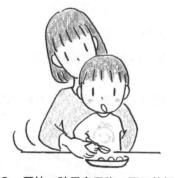

●一开始，孩子自己吃一两口就好

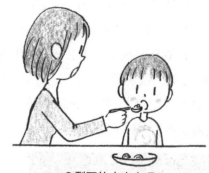

●剩下的由大人喂

2. 用叉子吃

叉子的教法与勺子的相同。另外，开始时用橡皮泥捏成团会让孩子的练习更有效。

■ 教学过程

① 最开始，大人可以先帮孩子叉好食物，由孩子自己拿着放进嘴里就行。

② 让孩子自己叉了食物放进嘴里。

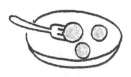 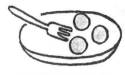 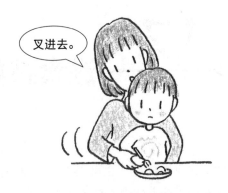

大人给孩子叉好　　→　　孩子能自己叉了吃

3. 用吸管喝水

对于大部分孩子来说，大人不教，他们也会用吸管喝杯子里的果汁，但也有孩子不会，这种情况下，就可以用带吸管的纸盒饮料来练习。

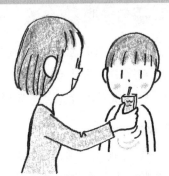

●让孩子含着吸管，大人摁一下纸盒，让饮料流进孩子嘴里。

4. 用筷子吃饭

用筷子吃饭要在进入中级之后，在孩子4岁后再教，这里先讲解一下。

大人轻轻地拿着孩子的无名指，让它来固定第一根筷子，然后让孩子用大拇指、食指和中指拿第二根筷子。

如下图所示，大人拿着下面的筷子，根据需要来控制孩子的筷子。

②大人用右手操作另一根筷子的底端。

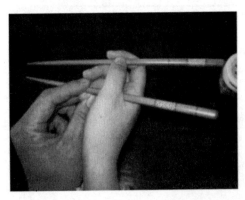 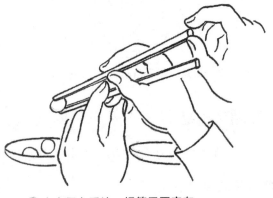

①大人用左手让一根筷子固定在孩子的无名指的第一个关节上。

18 —— 对视

不和人对视的孩子非常多。有的孩子在有事找大人或有需求时会主动对视，但当大人要和孩子对视时，孩子就会一下子躲开，所以要让孩子练习在打招呼或对话等情景中自然地和人对视。

1. 通过肢体游戏来练习

① 大人和孩子玩挠痒痒，观察孩子的表现，如果他还想玩的话，大人就只做出"挠痒痒"的动作，但不动手，等孩子反应。

② 如果孩子觉得奇怪，主动看向大人的话，大人就马上开始挠孩子的痒痒。

③ 接着，停止挠痒痒，等待孩子再次和大人对视。

④ 如果对视了，就马上开始挠痒痒。

找到孩子喜欢玩的肢体游戏，在孩子玩得起兴的时候，利用这个机会来引导他以促进对视。

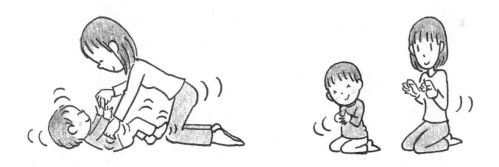

咦？不来了……

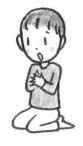

看一下

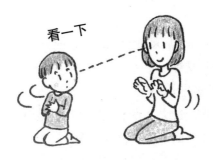

来啦~！

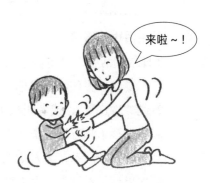

2. "看这里"

孩子和大人面对面坐在椅子上，大人说"看这里"，或者叫孩子的名字，引导孩子和大人对视。找到有效的强化物，一点点地给孩子。

■ 用吹泡泡作为强化物的例子

① 大人吹一次泡泡。

② 把泡泡水藏在背后，说"看这里"，或者叫孩子的名字。

③ 耐心地等待孩子看过来。

④ 如果孩子看过来了，大人就马上拿出泡泡水，在自己眼睛的位置吹泡泡。

⑤ 如果孩子一直不看过来，大人就把泡泡水拿到孩子眼前。

⑥ 在孩子的视线被泡泡水吸引之后，大人把泡泡水拿到自己眼睛的位置。

⑦ 在孩子的视线跟着来到大人的眼睛周围之后，不必等到对视得很好，就可以吹泡泡进行强化。

＊逐渐减少用泡泡水的辅助。

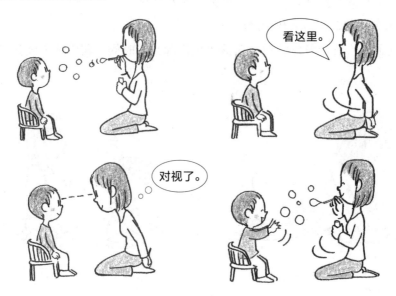

■ 日常生活中的练习

在日常生活中，也要引导孩子被呼名后就能对视。

① 不要选择在孩子玩得忘我的时候练习。

② 说"看这里"，或者叫孩子的名字。

③ 如果孩子没有转过来，大人就走过去，拿走他正在玩的玩具。

④ 如果孩子乱动，大人就控制住他的身体，再叫一次。

⑤ 如果孩子看过来，大人就把手拿开，把玩具还给他。

19 —— 发音模仿

发音模仿是指让孩子发出与示范者一模一样的语音。对于没有语言或语言很少的孩子来说，发音模仿是引导语言发展的重要基础课题。而对于已经有语言的孩子来说，发音模仿可以被用作练习对话时的一种辅助方式。发音模仿是非常费时的、难度较大的课题，我们要做好至少开展几个月的练习的准备。

1. 单音模仿

（1）单韵母发音的随机模仿

可以先从"a""ma""bu"等单韵母发音开始。首先，试一试孩子是否有可以模仿出来的音。

大人应该坐在孩子的正对面，让孩子能够看清大人的嘴巴，然后，大人清晰地发一个单韵母的音。如果孩子能够跟着发出一个比较接近的音，大人就立刻用吹泡泡等给予强化反馈。

非爆破音和爆破音都应该尝试。

对有的孩子来说，"mama"这样的叠音可能比单音更容易发出，所以也应该尝试。

*不要总是按照"a、o、e、i、u、ü"这样的拼音表上的固定顺序来教，因为有的孩子会记住顺序，只要大人一示范"a"，孩子就会一口气把"o、e、i、u、ü"都说出来。

（2）尚无可以模仿发出的音

① 我们可以在孩子比较轻松的状态下观察他，无论他发出任何声音，我们都立刻给予强化。

② 在孩子发出的声音增多之后，大人说"a"之类的，如果孩子能在 5 秒钟内发音，就算不像"a"，也给予强化。

③ 在孩子跟着大人发音的次数增多之后，大人说"a"之类的，只有当孩子跟着发

的音和"a"有点接近时，我们才强化。

④ 在孩子能跟着发出的近似音增多之后，我们就只强化和大人发音相同的音。

像这样，先引导孩子模仿发出第一个音（如"a"），然后，同样地，引导他发出第二个音（如"u"）。发"a"和"u"时，让孩子看着大人的口型模仿，或者大人用手合上孩子的嘴巴，等等，这样的辅助也是有效的。

（3）引导发音的要点

在孩子能模仿几个音之后，可以按照下面的方法来增加新的发音。

① 让孩子随机地发出他已经能够模仿的音，并不时地试一试新的发音。

② 增大不同发音的差异。

· 大人张大嘴发了"a"之后，把嘴巴缩得很小，发"bu"。

· 对于声母是"m"的发音，如果孩子只会发"ma"，那么可以在让孩子发了"ma"后，变换口型，为他示范"mi"的发音。

③ 多韵母的发音。

比如，"ia"，可以一边让孩子连续模仿"i、a"，一边逐渐向"ia"靠拢。

i + a → ia，u + a → ua，n + a → na

④ 可以用手指辅助引导发某些音。

· 如果孩子会发"a"，但不会发"u"，那么大人可以尝试用食指靠近孩子的嘴巴，有的孩子会自然地闭上嘴巴。

· 大人将手指放到孩子的嘴里，让孩子用舌尖顶着大人的手指。然后在孩子的嘴巴自然关闭、牙齿轻轻触到舌尖的情况下，大人将手指撤走，同时示范发"t"，有的孩子可能会模仿发出一个相似的音。如此，接下来可以尝试着开始练习声母是"t"的发音模仿了。

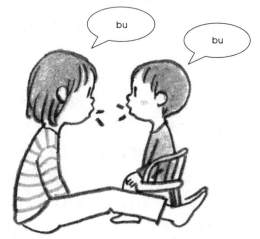

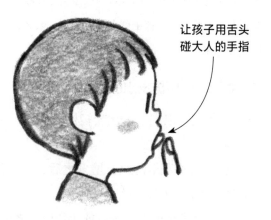

让孩子用舌头碰大人的手指

2. 多韵母发音模仿 / 词汇模仿

（1）双音节的模仿

在孩子能够模仿 10~20 个单音节发音之后，接下来，我们可以一边继续增加单音节练习，一边尝试着将孩子已经掌握的单音节组合起来，让孩子模仿多音节或词汇的发音。可以先从双音节开始。

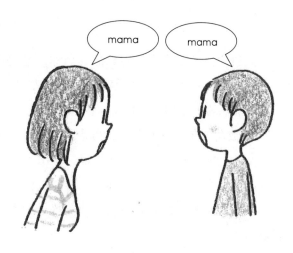

首先，我们选取孩子比较容易发出的两个音，组合起来练习（mama、mamo、tata、tato），没有意义的词汇也没关系。

开始时，我们可以让孩子先发第一个音，然后发第二个音（ma → ma，ma → mo）。熟练后，渐渐地缩短两个音的间隔。最后，在大人示范一口气发出两个音之后，让孩子模仿。

（2）三音节及以上

在孩子熟练掌握了双音节发音之后，我们可以以此为基础开始练习模仿三音节发音，比如，可以发"哈密"的音了，就继续让孩子练习发"哈密瓜"的音。

"新干线"不是按照"xi、n、ga、n、xia、n"而是按照"xin、gan、xian"被看成三个音节，四音节及以上同样如此。①

---

① 译注：原文涉及日语的情况，日语中有ん，"新干线"的日语发音为しんかんせん，而在中文中也许没有这么复杂，鼻音和后鼻音声母"an、en、in""ang、eng、ing"等，通常被看作一个音节。

20 —— 物品命名①被动命名

　　孤独症孩子很需要学习物品的名称，他们在被问到"这是什么？"时往往不会回答，教孩子学习物品对应的名称是重要的基础课题。

　　物品名称的学习包含两部分内容。

　　① 被动命名——大人说出物品名称，孩子选出与该名称对应的物品。

　　② 主动命名——大人出示物品，或出示的同时问"这是什么？"，孩子正确地报出物品的名称。

　　一般要从被动命名开始教学，等孩子的发音模仿能力提高了，再开始主动命名的教学。

1. 一个物品一个物品地引导孩子学习

　　应该选用孩子熟悉的日常生活用品或小动物玩具作为教具，例如，桌上只放一只杯子，大人说"杯子"，引导孩子触碰杯子。

■ 辅助方法

　　大人一边说"杯子"，一边拉着孩子的手碰一下杯子。

　　逐渐地减少辅助，最后，孩子能够在无辅助的情况下对口语指令做出正确反应，一旦孩子做出正确反应，就要立刻强化。在孩子可以这样触碰杯子之后，我们再引入第二个物品来替代杯子，例如，将一辆玩具车（嘀嘀）放在桌上，大人一边说"嘀嘀"，一边让孩子触碰车。如此，让孩子学会两个物品的名称。

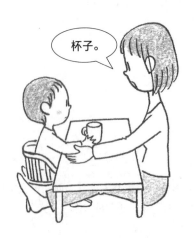
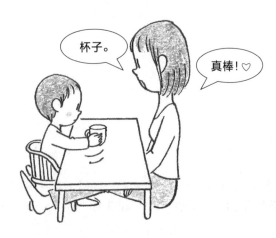

2. 对最初单一掌握的两个物品命名开展区辨练习

① 在桌上摆放杯子和玩具车两个物品，两者之间应有一定距离。

② 大人说"杯子"，让孩子触碰杯子，开始时可能需要给予辅助。

③ 在孩子没有辅助也能正确地触碰杯子之后，大人再说"嘀嘀"，让孩子触碰玩具车，同样地，练习到孩子没有辅助也能正确完成为止。

④ 大人先连续地要求孩子完成 2~3 遍指认"杯子"的练习，再转换目标物品，连续练习 2~3 遍"嘀嘀"指认。刚由"杯子"指认转换到"嘀嘀"指认时，大人要马上给予辅助，而且很可能连续几次都需要辅助。在第三次进行"嘀嘀"指认时，尝试着不给孩子辅助，看他能否完成，如果能够完成，就奖励他，然后再转换回"杯子"指认。

⑤ 如果从"杯子"指认到"嘀嘀"指认的转换完全不需要辅助，或者只是在转换为"嘀嘀"后的第一次指认需要辅助，之后再指认"嘀嘀"就不需要辅助了，那么大人就可以再进一步，开始进行随机轮换了，随机地（无规律地）发出"杯子"和"嘀嘀"的指令，直到孩子在 10 个回合里有 8 个以上的回合能够做对。这中间有可能需要休息。

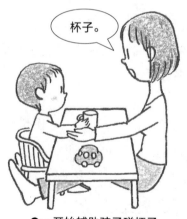

杯子。

●一开始辅助孩子碰杯子

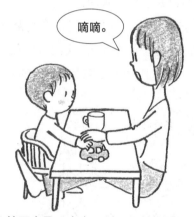

嘀嘀。

●接下来是"嘀嘀"，这一开始也要辅助

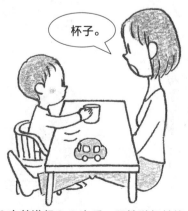

杯子。

●交替进行 2~3 次后，开始随机轮换

3. 引入第三个物品

① 孩子能够熟练地区辨两个物品的名称后，我们再引入第三个物品的教学（如香蕉）。教法同 2（对最初单一掌握的两个物品命名开展区辨练习）。

② 一开始，我们用杯子和香蕉练习，然后再用"嘀嘀"和香蕉练习。

③ 在无论哪个组合都能随机轮换之后，我们将三个物品并排摆放来进行随机轮换。

④ 教第四个物品及以后，也使用同样的方法，渐渐地，我们无须再将全部物品拿来组合着进行随机轮换，只用一些回合来确认即可。

4. 利用物品使用时的拟音进行教学

① 如果物品命名的教学进行得很不顺利，我们也可以使用动作的拟声词暂时替代物品的实际名称，这样做有时会比较顺利。

比如，我们可以用"刷刷"替代牙刷，用"擦擦"替代毛巾，用"哗啦哗啦"替代扇子，用"咕咚咕咚"替代杯子。发指令时，我们使用这种动作的拟声词替代物品的实际名称，并让孩子做动作。

② 在孩子能够熟练地区辨几个物品之后，我们可以从第五个物品的教学开始引入实际的物品名称（如香蕉），我们可以教孩子对"刷刷"和"香蕉"进行区辨练习。如果成功了，接下来就可以继续教其他的物品实际名称了。

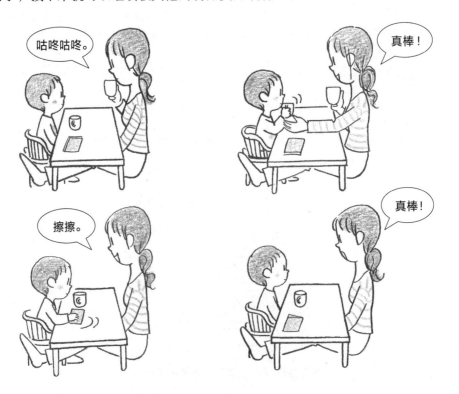

5. 听从指令将物品拿来

在孩子掌握了物品名称之后，我们就可以开展更进一步的教学课题了。大人发指令说"给我×××""把×××拿来"，要求孩子听到这样的口语指令后，将桌上的物品递给大人或从稍远处拿来给大人。

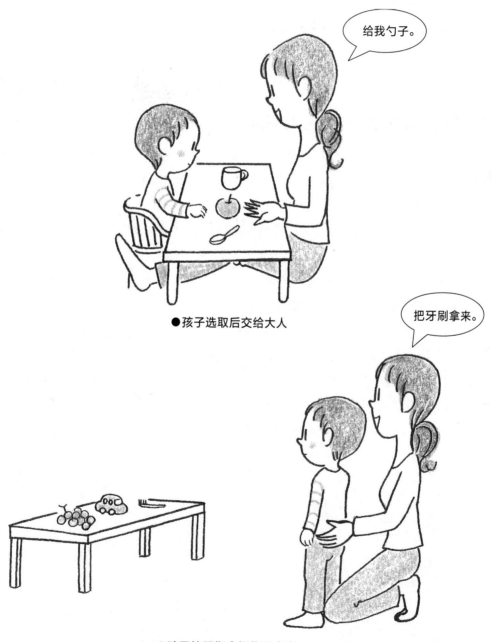

给我勺子。

●孩子选取后交给大人

把牙刷拿来。

●孩子按照指令把物品拿来

21 —— 物品命名②主动命名

大人出示物品，或出示的同时问孩子"这是什么？"，孩子正确地说出物品名称，这就是主动命名[1]。在孩子熟练掌握了被动命名和词汇发音模仿之后，我们就可以开始教主动命名的课题了，例如，我们指着大象模型问"这是什么？"，引导孩子正确地说出"大象"。

1. 完成被动命名练习后马上转入主动命名的教学

教主动命名时，我们使用的教具必须是孩子已经能够很熟练地被动命名的物品，而且模仿目标物品名称的发音时，孩子也已经能够做到清晰地发出，在发音上，可以听出与其他物品的明确区别。

在教被动命名时，某些孩子在听指令选择物品的同时也许会自发地仿说一下物品名称（或部分名称的发音），这种情况最好不过了，比如，在要求选大象时，孩子跟着大人的指令说了"大象"，在选杯子时，孩子跟着说了"杯子"，那么这两个物品就是我们教主动命名时最值得优先考虑的。

当然，就算没有这种自发性的仿说，我们也可以挑战一下主动命名的教学。

① 首先，通过被动命名的练习来让孩子正确选择物品，然后，大人拿起该物品让孩子说名称，比如，桌上摆放着杯子和大象，大人说"大象"，孩子一边跟着说"大象"（也可能什么也不说），一边去碰大象，随后，大人将大象拿起来，用手指咚咚咚地敲着大象说"大象"，如果孩子能跟随大人的示范仿说出"大象"，大人就立刻强化。

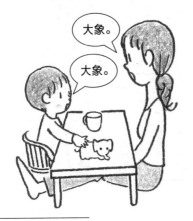 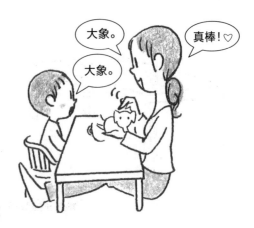

---

① 译注：主动命名，也称为"表达性命名"（expressive label）。

② 同样地，用杯子来做这样的练习。大人先发指令说"杯子"，在孩子正确地碰了杯子之后，大人马上拿起杯子，一边用手指着杯子，一边示范说"杯子"，让孩子跟随模仿。在这里，为什么只是指着杯子而不问"这是什么？"，这是因为很多孩子有可能会像鹦鹉学舌一样跟着说"这是什么？"。

③ 用以上方法，在几个回合中交替进行被动命名和主动命名的练习，同时，逐渐减少辅助，比如，大人发出"杯子"的指令后，孩子正确地碰了杯子，大人再拿起杯子时，一边指，一边只是说"杯……"，孩子一旦能够完整地说出"杯子"，大人就立刻强化，然后进一步地减少辅助，直到最后大人拿起杯子后什么也不说，只是用手指着，孩子也能说出"杯子"。对"大象"也如此渐进地练习。

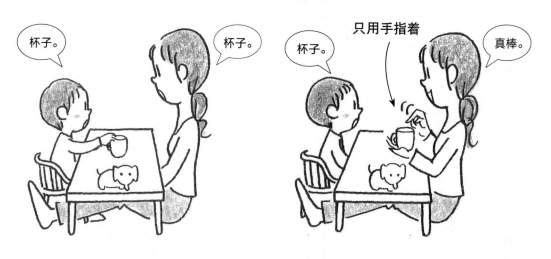

2. 让孩子独立主动命名

被动命名后马上让孩子说出名称，在孩子熟练掌握了这一步之后，接下来，我们就可以不再先以被动命名的练习开头了，而是直接开展主动命名的练习。大人不再说出物品名称，只直接将物品拿起来用手指着，让孩子说出物品的名称，"大象"或"杯子"。

具体的教法是，在前文描述的在被动命名后转入主动命名的训练过程中，比如，大人先说"大象"，在孩子碰了大象之后，大人马上拿起大象来让孩子说出"大象"，接下来，大人不再发"杯子"的指令，而是直接拿起杯子来指着，让孩子说出"杯子"。开始时，大人也许需要说"杯……"以提供辅助。

熟练后，我们再导入"这是什么？"的问题。

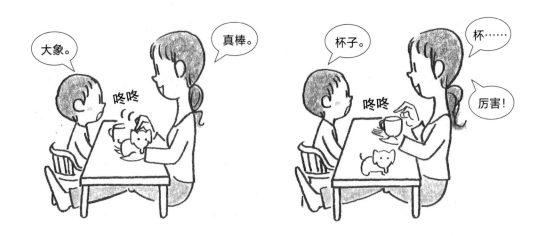

日常生活中的泛化

在桌面练习中掌握了物品名称后，要利用日常生活中的各种机会复习。

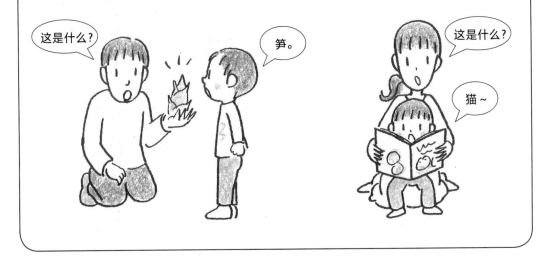

22 需求语

在低幼儿童日常生活中必须用到的语言里，最多的就是需求语。"给我""拿""果汁"，等等，当他们想要大人做某事、想要得到某个东西时，如果能够通过语言来告诉大人，那么生活会方便很多。所以，在孩子学会了词汇的发音模仿之后，我们在教物品命名的同时，就应该开始教孩子提要求了。

1. 给我

首先，可以从"给我"教起，这个词可以说是最具代表性的需求语了，可以在个训时教，也可以在日常生活中利用孩子对物品有需求的时机教。

准备孩子喜欢的食物或玩具，先让他看一下，如果发现孩子想要，就让他说"给我"。如果孩子还说不清楚"给我"，只说"给"也可以。

如果孩子能说"给我（给）"，就给他少量零食。以上过程重复多次。

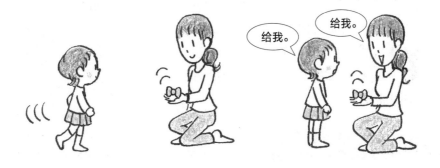

2. 抱抱

接下来要教的需求语，我们应选择和第一个需求语"给我"的发音和内容差异都很大的词，例如，如果孩子喜欢被大人抱的话，可以教"抱抱"。

在看到孩子做出要抱的表现时，大人说"抱抱"，让孩子仿

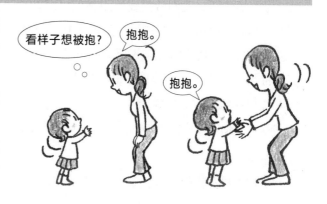

说，然后再抱起他。

大人示范的声音应逐渐减小，或者只说出词语的一部分，比如，"抱……"（辅助渐褪）。

如果觉得"给我"和"抱抱"这两个词的发音听上去还是有点接近的话，那么可以选择其他发音的词汇，比如，不教"抱抱"而教"背"。

3. 日常生活中可能会使用的需求语

这里列举了一些日常生活中孩子可能会使用到的需求语。大人要留意观察同龄儿童都说哪些需求语，从中选取适当的词汇来增加教学课题的数量。

开	想让大人打开零食包装袋、冰箱、房门的时候用
吹	想让大人吹泡泡的时候用
来	找大人有事、拉大人手的时候用
不要	被挠痒痒或玩到一半被打扰的时候用
走开	路被挡住了的时候用
扔	想让大人扔球或扔气球的时候用

* 比如，给孩子挠痒痒，抓住孩子的手阻止他，这时教孩子说"不要"。

4. 使用物品名称的需求语

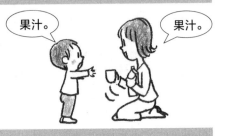

在孩子学会了说物品名称之后，大人可以把这些物品名称作为需求语来教孩子。

一开始，不要教"给我×××"的说法，而只教孩子说出物品名称。

5. 替代沟通的手段

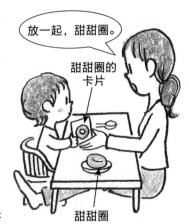

如果孩子在发音模仿上实在有困难，以至于一直难以说出需求语的话，我们就需要使用其他可以替代语言（口语）的沟通手段。手语和图片是最为典型的替代方法。这里介绍一下使用图片来提要求的方法。

① 将孩子经常有需求的物品拍成照片。

② 将照片塑封后制作成图片。

③ 教孩子把图片递给大人或用手指卡片来表达需求。

■ **教学过程**

学习卡片和实物的一致性这个练习可以参考前面讲

过的配对教学的方法（参看 pp.38-40 ）。

①在桌上并排摆放好孩子喜欢的物品和不感兴趣的物品。

②把孩子喜欢的物品的图片递给孩子，让他将图片放在桌上对应的实物旁边。

③一旦孩子做到，大人就立刻奖励给孩子一点他喜欢的物品。

④不时地将桌上的两个物品互换位置，继续这样的练习，直至比较熟练。

⑤大人指着桌上孩子喜欢的一个物品，让孩子从几张图片中找出与该物品对应的图片，并交给大人，然后大人把这个物品给孩子。

23 —— 穿脱衣服

对于穿脱衣服之类的生活自理技能，估计很多家长会觉得只需在日常生活中遇到时教一教就行了，其实不然。通常，我们早上的时间都很有限，行动很匆忙，所以，我们应该把这个技能安排在个训时间里，开展系统地教学才更容易让孩子掌握。

1. 穿裤子的动作的分解

首先，应该把要教的动作细分成几个步骤，例如，可以把"穿裤子"分成以下 6 个步骤。

① 坐着用双手抓住裤腰。

② 把右脚伸进裤腿。

③ 把左脚伸进裤腿。

④ 把裤子提到大腿部。

⑤ 站起来。

⑥ 把裤子提到腰部。

2. 逆向串链

分好步骤后，需要一步一步地教。对于这个技能的教学，本书推荐的是所谓的"逆向串链"的方法，也就是从最后一步开始教，一点一点地往回推。虽然前面的几步都由大人帮忙完成，但最后一步要由孩子自己做，这样让孩子每次都能体验到任务的成功完成。

首先，像图示那样，从最后一步开始，⑥把裤子提到腰部，教学时要给予辅助。辅助渐渐褪去后，我们再教前面一步，也就是⑤。如此，⑤→⑥、④→⑤→⑥、③→④→⑤→⑥，一步一步地增加孩子自己能完成的部分。

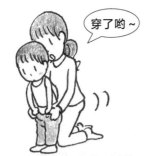

●大人站在孩子身后，抓住孩子的双手让他穿裤子

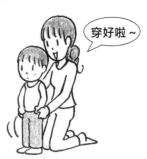

●一开始放这里就好

在每一步都不再需要辅助之后，还需要一段时间的"转换辅助"（在前一个步骤结束的瞬间，抓住机会，马上引导孩子进行下一个步骤），这是逆向串链的关键，例如，在⑤孩子站起来的瞬间，大人可以轻轻推摁着孩子的背部，帮助他弯下腰去抓住堆在腿部的裤腰，并引导孩子做⑥。

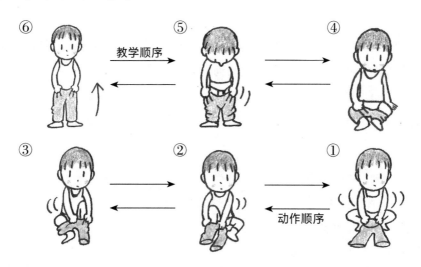

3. 穿鞋

① 大人单膝跪坐着，让孩子坐在自己的右膝上。

② 让孩子提膝抬起右腿，在他的脚下放好右脚的鞋。

③ 解开鞋上的尼龙搭扣，抓着鞋跟，手放在孩子的右脚边，让孩子的脚尖进去。

④ 轻轻拉一下脚跟部分，脚跟就会进到鞋里去。

让孩子多经历几次从①到④的过程，同时逐渐减少辅助。

4. 穿 T 恤衫

将穿 T 恤衫的动作也分解成小步骤。

① 双手抓住 T 恤衫的下摆。

② 把头伸进 T 恤衫里。

③ 一边抬头，一边把 T 恤往下拉。

④ 双手放到 T 恤衫的领子位置，往正下方拉，头伸出来。

⑤ 把右胳膊放进去。

⑥ 把左胳膊放进去。

⑦ 把下摆放下来。

从⑦开始，采用逆向串链式教学。注意在④中伸出头时，要迅速辅助，不要让孩子卡得难受，抓着下摆把 T 恤衫往下拉时，要注意往正下方笔直拉，不要让 T 恤衫转动。

24 —— 克服刻板

　　孤独症孩子在适应社会、学习新技能时，会遇到各种重大阻碍，刻板就是其中之一。有发展性障碍的孩子维持恒定的倾向通常比较强烈。也有一些看法是，可以将刻板当作孤独症孩子的个性来积极看待。然而，事实上，对于一些看似很顽固的刻板行为，只要我们正确处理，孩子也能够在短时期内令人惊喜地将其克服。

1. 刻板

　　下面列举的是一些常见的孤独症孩子的刻板行为。
- 不愿改变房间的布置
- 走与平时不同的线路时会哭闹
- 在固定的时间不外出散步就不行
- 吃固定的食物
- 妈妈不在厨房就不行
- 用固定的毛巾擦手

　　与带有这些刻板行为的孩子长期一起生活自然会很累，因此，我们需要考虑正确的处理方法。

2. 错误的处理方法与正确的处理方法

（1）孩子总是穿固定的衣服

　　有的孩子总是穿特定的一件衣服，比如，到了冬天也要穿短袖，衣服脏了也要穿着，这很麻烦。

错误的处理

　　让孩子穿不同的衣服时，孩子会哭闹，没办法，就让他穿他喜欢的衣服吧。

正确的处理

　　既然今天决定了穿不同的衣服，那么即使孩子哭闹也要执行。如果孩子脱掉衣服，那么一开始就先定 5 分钟，只要 5 分钟内不脱就行，以后再逐渐延长时间。

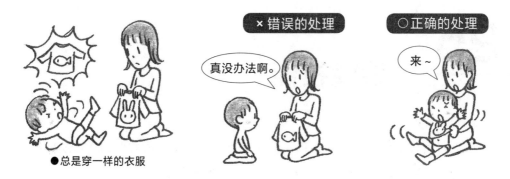

●总是穿一样的衣服

（2）将玩具车排成队列

有的孩子很喜欢将玩具车排成一列。如果孩子没有其他的游戏技能，再不让他玩这个的话，那未免太残忍了，所以并非必须禁止。但是，这时我们应考虑把教会孩子玩具车的正确玩法作为一项必要的训练课题（参看 p.66）。

如果孩子明明会其他玩法，却仍然整天只是排列小汽车，那么我们就应该阻止。如果孩子哭闹，就忽视他，等他平静下来了，再引导他玩其他的玩具。

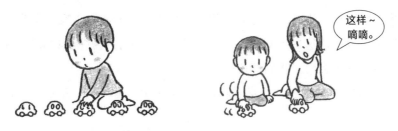

（3）每到一个新的地方，一定要检查所有的锁

有的孩子每到一个新的地方，就非要去查看所有的门窗。这时，大人可以引导孩子去玩别的或要求他做别的事情。

如果孩子依然不停下来，大人可以拉着孩子的手走过有锁的地方，不管孩子怎么哭叫，都不要让他再去检查。

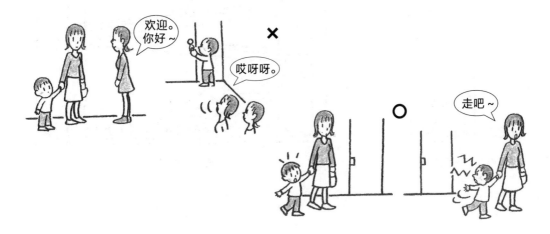

25 —— 游戏技能

孩子通过游戏能够学会很多东西。游戏可以分为"个人游戏"和"互动游戏"两大类，不管哪一类，对培养孩子的社会适应能力都非常重要。

首先从个人游戏开始教。个人游戏技能很丰富的孩子会更少地做出自我刺激行为，情绪也会比较稳定。

对于最初的个人游戏，我们可以按照这样的顺序来教学：①"放进去"类型的游戏，②配对类游戏，③功能游戏。

1."放进去"类型的游戏

低幼儿童很喜欢"放进去"类型的游戏，例如，将小弹珠或骰子放进空饮料瓶里。

如果孩子比较喜欢这种游戏的话，我们就在他看上去有些无聊的时候让他玩这个。孩子将全部弹珠放进去后，我们再教他如何取出来。

除此以外，还有轨道滚球之类的各种各样"放进去"类型的益智玩具，都可以试试。

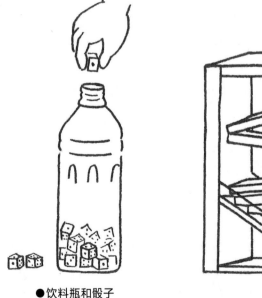

●饮料瓶和骰子

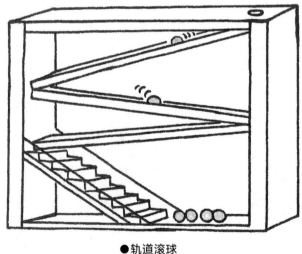

●轨道滚球

2. 配对类游戏

拼图之类的游戏含有"分辨"（区辨）的技能元素，因此，它比"放进去"类型的游戏要难一些。一开始，我们需要提供辅助以使孩子积累成功经验。

■ 形状嵌板

① 最开始时，应该只留下圆形的凹槽，其他的都用纸盖上，我们只递给孩子一个圆形拼板，让他放进去。

② 只留下方形的凹槽，其他的都用纸盖上，我们只递给孩子方形的拼板。

③ 只留下圆形和方形的凹槽，递给孩子圆形或方形的拼板，让他选择放哪里。

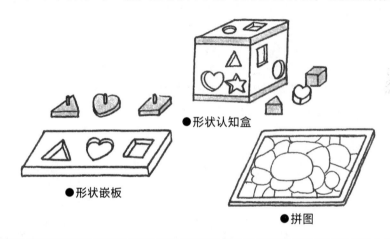

● 形状认知盒

● 形状嵌板

● 拼图

3. 功能游戏

在进行了一段时间动作模仿课题的训练之后，孩子已经掌握了操作物品的动作模仿，这时，我们可以扩展课题，教孩子学习玩交通工具或玩过家家游戏。我们要教孩子根据玩具应有的功能来正确地玩（玩具车是用来开的，烹饪玩具是用来做饭的）。对于这类功能游戏，我们可以用它来教孩子个人玩耍，也可以教互动游戏。这里介绍个人玩耍的功能游戏。我们先建立一个简单的场景，大人先示范并逐渐减少示范，最后对孩子说"玩吧"，让孩子能够独自按照场景来玩玩具，这就是我们的目标。

■ 交通工具类的游戏

① 准备两辆玩具车，大人示范着玩。

② 大人可以推着车过桥、钻隧道，然后让孩子模仿。

③ 如果是玩具卡车，可以装些货物。

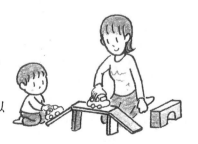

④ 在孩子喜欢上交通工具类的游戏之后，我们可以在自由活动时间里引导他玩。

26 ── 互动游戏

我们教孩子掌握一些互动游戏的技能，目的是让他能够与同龄小朋友和谐地互动。但是，一上来就要求他去跟小朋友玩，对他来说是非常困难的，必须先让他能和我们大人玩起来。

对于互动游戏，我们可以按照这样的顺序来教学：①肢体游戏，②功能游戏，③接触性的动作模仿，④模拟游戏，⑤有规则的游戏。

1. 肢体游戏

我们可以通过拥抱或挠痒痒这种运用肢体的游戏来引孩子发笑，而且这样做也可以增加引导孩子对视的机会（参看 p.47）。

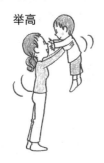
举高

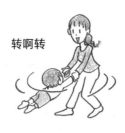
转啊转

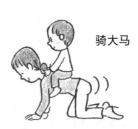
骑大马

■ 肢体游戏的种类

抱抱	挠痒痒	床单秋千

2. 伴有互动的功能游戏

交通工具类的游戏、过家家类的游戏等功能游戏也可以被当作互动游戏来教。和个人玩耍不同的是，互动游戏是和别人一起做同类的事，或者需要一方听从另一方的指令来玩耍。

■ 过家家

① 准备玩具食物或餐具、烹饪用品。

② 切食材→放进锅里煮→盛到盘子里→"吃吧"→做吃饭状→"吃完啦"，最开始时，需要一个一个地通过模仿教学来让孩子掌握这些动作。

③ 在熟练掌握了每一个动作之后，再让孩子和大人一起连续地进行。

④ 大人一点一点地变换食材和烹饪方法，让孩子模仿。

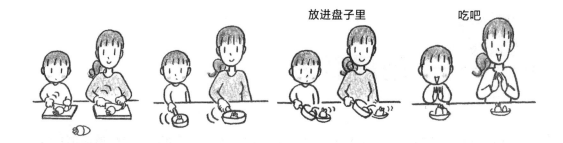

放进盘子里　　　　吃吧

3. 接触性的动作模仿

接触性的动作模仿，例如，被对方碰了一下，就回碰对方一下，被对方摸了一下头，就回摸一下对方的头。在熟练掌握了这样的游戏行为的课题之后，我们就可以将其应用在追逃类的游戏（被碰了就碰回去）或模拟战斗的游戏中。

■ **碰回去**

① 大人一边说"咚咚"，一边拍孩子的右肩。

② 大人马上将自己的左肩伸出去，用自己的右手拍给孩子看。

③ 引导孩子伸手拍大人的肩膀，而不是拍他自己的肩膀。

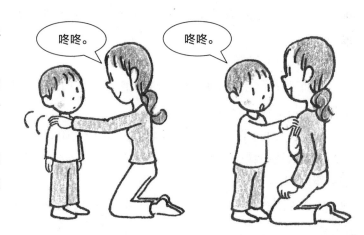

4. 想象类游戏

要培养孩子的想象力，我们可以将木头积木或拼插积木比作玩具汽车或火车，开展想象类游戏。

教学方法与交通工具类的游戏一样。

① 准备两个积木，大人先示范，将积木比作玩具汽车来玩。

② 大人推着积木过桥、钻隧道，然后让孩子模仿。

③ 如果是玩具卡车，可以装些货物。

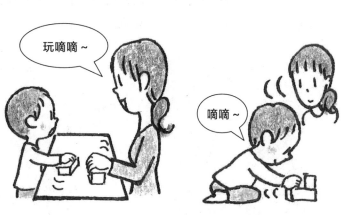

27 ——动词表达

在孩子掌握的物品主动命名（参看 p.56）的内容增加了之后，我们就可以同时开始练习动词的主动命名了，例如，大人挥手做再见的动作，问孩子"在做什么？"，让孩子回答"拜拜"或"在拜拜"。

1. 动作的幼儿语言

一开始，我们可以从"拜拜""咚咚"这类幼儿语言启动教学。

如果一上来就使用正式的动词来教表达，对刚刚开始出现语言的孩子来说会比较困难。

① 向孩子发指令说"拜拜"。

② 如果孩子能做出挥手再见的动作，那么在他做完之后，大人马上也做这个再见的动作，并问孩子"在做什么？"。

③ 大人马上示范说"拜拜"（辅助），让孩子跟着仿说"拜拜"，然后给予强化。

④ 大人逐渐减少辅助，最后，问"在做什么？"时，孩子在无辅助的情况下也能回答"拜拜"。

⑤ 大人不再先发指令说"拜拜"要求孩子做动作，而是直接自己做出挥手动作给孩子看。

⑥ 大人马上问"在做什么？"，孩子能回答"拜拜"。

* 在孩子熟练掌握了这个之后，我们再换其他动作开展同样的练习。

* 如果孩子对大人问"在做什么？"给出了鹦鹉学舌式的回应，那么大人可以试着不说话，只做动作给孩子看，同时示范说"拜……"来辅助。

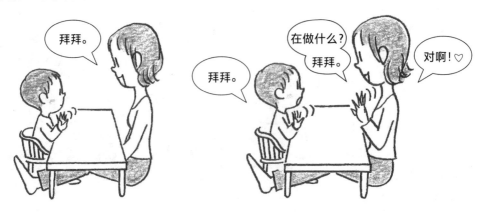

■ 可供练习的动作举例

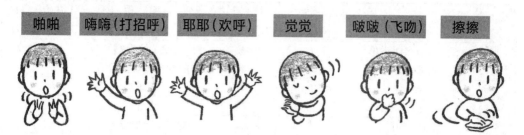

| 啪啪 | 嗨嗨（打招呼） | 耶耶（欢呼） | 觉觉 | 啵啵（飞吻） | 擦擦 |

2. 正式动词的教学

在孩子熟练掌握了发音模仿之后，我们就可以开始正式动词的教学了，比如，教"拿""掉了"等。

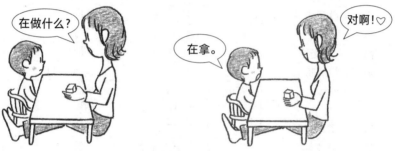

对于有些动词，"……了"似乎比"在……"更容易教。

"扔了""掉了""踢了"等，这些是瞬间基本就能够完成的动作，我们可以用"扔了""掉了"来教。

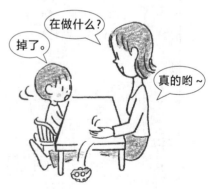

日常生活中的泛化

要让孩子能使用动词来表达各种行为和描述发生的事情。

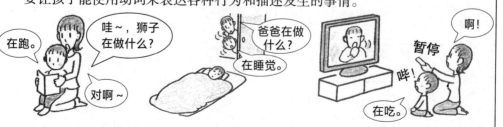

教会孩子就算没有被问"在做什么？"，只要大人用手指一下，也能回答"在×××"。如此可以进而引导孩子的主动语言。

■ 动作模仿·语言指令　课题表

	课题	开始日期	完成日期		课题	开始日期	完成日期
1	到~（点名时举单手）	/	/	40	头发（拉头发）	/	/
2	啪啪（拍手）	/	/	41	向前看齐（双臂前举）	/	/
3	拜拜	/	/	42	兔子	/	/
4	头（摸头）	/	/	43	青蛙	/	/
5	肚子（摸肚子）	/	/	44	祈祷（十指交叉）	/	/
6	抬脚（抬单脚）	/	/	45	圈	/	/
7	脸颊（用双手摸）	/	/	46	叉	/	/
8	你好（鞠躬）	/	/	47	为什么？（歪头）	/	/
9	万岁	/	/	48	下巴	/	/
10	嘴巴（摸嘴巴）	/	/	49	大字（双臂平举，两脚叉开）	/	/
11	不不（摇头）	/	/	50	脚尖（出现了两次）	/	/
12	耳朵（摸耳朵）	/	/	51	拍桌子	/	/
13	鼻子（摸鼻子）	/	/	52	脚跟	/	/
14	跺脚（双脚交替）	/	/	53	洗脸	/	/
15	肩膀（摸肩膀）	/	/	54	转圈	/	/
16	合十	/	/	55	说"i"	/	/
17	加油	/	/	56	伸舌头	/	/
18	眼睛（指眼睛）	/	/	57	哭	/	/
19	膝盖（摸膝盖）	/	/	58	笑	/	/
20	啊~（张大嘴巴）	/	/	59	眨眼	/	/
21	起立（站起来）	/	/	60	猪鼻子	/	/
22	觉觉	/	/	61	瞪眼	/	/
23	抱抱	/	/	62	抬头	/	/
24	没啦	/	/	63	低头	/	/
25	腰（双手叉腰）	/	/	64	看边上	/	/
26	搓手	/	/	65	看后面	/	/
27	脚尖	/	/	66	走	/	/
28	飞机（双手平伸）	/	/	67	跑	/	/
29	坐下	/	/	68	跳	/	/
30	屁股（摸屁股）	/	/	69	竖大拇指	/	/
31	交叉双臂	/	/	70	石头	/	/
32	开车（模仿方向盘转动）	/	/	71	布	/	/
33	亲亲	/	/	72	剪刀	/	/
34	后背（摸后背）	/	/	73	大力士	/	/
35	蹲下	/	/	74	猴子	/	/
36	立正	/	/	75	捏饭团	/	/
37	假装吃东西	/	/	76	螃蟹剪刀（双手比剪刀）	/	/
38	转双手	/	/	77	1（手指比画）	/	/
39	蝴蝶	/	/	78	手枪（手指比画）	/	/

■ 动词的主动命名 课题表

	课题	开始日期	完成日期		课题	开始日期	完成日期
1	拜拜	/	/	26	睡觉	/	/
2	嗨嗨（打招呼）	/	/	27	站	/	/
3	啪啪	/	/	28	跑	/	/
4	觉觉	/	/	29	走	/	/
5	万岁	/	/	30	转圈	/	/
6	没啦	/	/	31	坐	/	/
7	加油	/	/	32	哭	/	/
8	你好	/	/	33	笑	/	/
9	喂喂	/	/	34	生气	/	/
10	咕咚咕咚	/	/	35	洗	/	/
11	啵啵	/	/	36	跳	/	/
12	摸摸	/	/	37	掉了	/	/
13	摇	/	/	38	飞	/	/
14	切	/	/	39	坏了	/	/
15	拿	/	/	40	读	/	/
16	扔	/	/	41	游泳	/	/
17	擦	/	/	42		/	/
18	写	/	/	43		/	/
19	敲	/	/	44		/	/
20	藏	/	/	45		/	/
21	看	/	/	46		/	/
22	碰	/	/	47		/	/
23	抓	/	/	48		/	/
24	吃	/	/	49		/	/
25	喝	/	/	50		/	/

注意：对于表中列出的这些课题，我们并不一定要孩子全部学会，也不是必须按照表中的顺序来教。表中的内容最多只是示例，不要因此受限，家长完全可以自己思考，列出自己需要教的词，想不出的时候再来参考本表。

初级训练余谈

　　在本书初级训练课题中的进食技能里，有一个用杯子喝水的课题。我曾经带过一个 5 岁的孩子，他不会用杯子喝水，而普通孩子在 1 岁半到 3 岁之间就已经掌握了这个技能。那个孩子会用吸管喝，但只要一拿杯子，就会把舌头伸进杯子里，而且不会调整杯子的角度，会一下子把杯子横过来，结果水全洒了，最后喝不成。

　　于是，我在给这个孩子做训练时教了他这个课题。先用一个空杯子，只要他能放在嘴边就算做对，马上给予强化。然后，教他练习将杯子放在嘴边的同时将杯子倾斜。这时，为了防止孩子将舌头伸进杯子，我让孩子用舌头顶着自己的上牙。在孩子完全掌握了这些之后，我才开始往杯子里倒水，手把手地教孩子慢慢倾斜杯子。最开始时，杯子内只放一点点水，随后逐渐增加。孩子好像也慢慢地体验到了，只要自己的舌头顶着上牙，杯子中的水就不会一下子涌进嘴里，从那天开始，这个孩子会用杯子喝水了，他应该算掌握窍门儿了。

　　初级训练中有一个很重要的课题，即动作模仿。各种各样的动作，对于每个特定的孩子来说，有的好学，有的不好学。虽然很多动作，我们得试一试才能知道其难易度，但普遍来说，手指的动作模仿和口型模仿都属于比较难的。

　　我曾经带过一个不会用手指物的孩子，而普通孩子 11 个月大就会指物了。这个孩子 2 岁半开始接受干预，配对、动作模仿、听从口语指令等训练进行得都很顺利，但手指动作模仿怎么也学不会。他在学习"万岁"（双手上举）和"飞机"（双手平举）等动作时，能保持较广的视野，能看清大人的全身，这些动作，他可以做得很好。在他把摸肚子、头和脸颊等较为精细的动作也做得很好了之后，我就决定挑战更为精细的动作模仿，试着开始教他手指动作的模仿。

　　我先挑战了一下"布"这个手部动作的教学，他学会了。然后教他学习"拳头"的动作，这个他也学会了，但接下来就没什么进展了。双手合十之类的他倒是能学会，但凡是需要伸出手指的动作，他怎么也学不会。即便如此，我在每次训练中仍然坚持开展这些练习，最后，他总算学会了竖大拇指。

　　接下来，我终于要开始教他伸出食指的动作了，这也是孩子全家都热切盼望他能够学会的动作。结果，我尝试了无数种教学方法，包括在他的指尖上用笔做上标记，也曾非面对面地、坐在孩子身后、与孩子同方向地教他看大人示范的手指，还试着在做动作的同时加进一个音效……总之，什么办法都试过了。终于啊！有一天，那是在开始这个教学挑战 3 个月后的某一天，我们成功了！在孩子做出伸食指的动作的那一刻，我高兴得简直要飞舞起来，忍不住大声赞叹："哇！成功啦！"我毫不犹豫地抱紧孩子，泪水夺眶而出。当天，孩子在爸爸、妈妈、爷爷和奶奶面前也表演了这个动作，得到了全家人的称赞。

第 **5** 章

ABA 中级教程

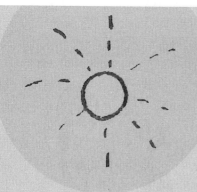

本章将会讲解中级课题。初级训练课题主要以掌握物品的命名以及学习用一个词表达需求语为目标，中级的训练任务将会更进一步，训练孩子说出由两个词或三个词构成的简单句。此外，我们还会开始教孩子学习分类以及位置等抽象概念。

中级训练任务中还有一个重要课题，即试着引导孩子一点一点地进入并适应普通孩子的集体。为此，我们需要提供影子老师以及同伴训练等支持。

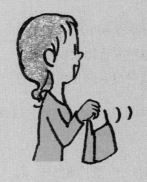

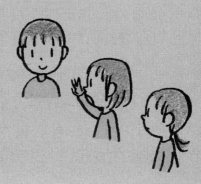

28 —— 颜色 / 形状

孩子在物品命名训练中能够说出 40~50 个名称之后（或不会说话而只能指认 40~50 个物品），我们就可以开始教孩子认识颜色和形状了。至于颜色和形状，我们应该先教哪个，对不同的孩子来说可能也会有所不同，所以，我们可以先教一个试试，如果进展得很不顺利，我们就换教另一个。

1. 颜色

（1）颜色配对

在教颜色命名之前，应该先进行颜色配对的练习。

① 我们先教孩子将同样颜色的卡片放在一起。

② 接下来，再教孩子将同样颜色的卡片和积木放在一起。

③ 然后，我们可以教孩子将各种物品按颜色来分类。

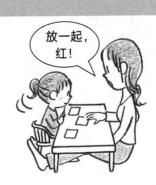

在孩子能够熟练地将完全相同的颜色进行配对之后，我们应该教孩子对稍有不同的、同色系的颜色（如朱红和大红等）进行配对练习。

（2）颜色的被动命名

大人说出颜色名称，引导孩子触摸相应的卡片。开始时，应该避开"红"与"黄"这种发音比较接近的颜色，我们可以从"红"与"蓝"这种发音差异比较大的颜色开始。

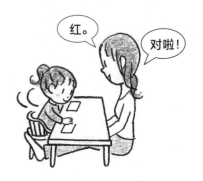

（3）颜色的主动命名

给孩子出示色卡，问"什么颜色？"或"颜色是？"，教孩子正确地说出颜色的名称。

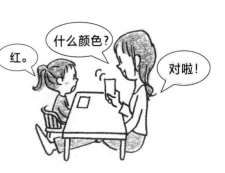

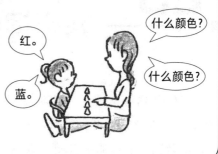

课题的进一步发展

在孩子能够说出几个颜色之后，我们可以将不同颜色的物品摆成一排，从一端开始，让孩子依次说出它们的颜色。如果孩子还不能回答"什么颜色？"这个问题，那么我们可以先示范性地教孩子说其中一个颜色，以此为提示，让孩子自己依次说出其余的颜色。

2. 形状

有些低龄孩子区辨三角形和四边形时可能会比较困难，因此也可以先从心形、星形、十字等开始教学。

在孩子比较熟练了之后，我们再教圆形和三角形。三角形和四边形的区辨练习可以放在最后。

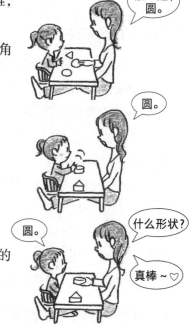

（1）形状配对

① 用大小和形状都完全相同的形状卡片来教配对。

② 接下来，用形状相同的卡片和积木来教孩子配对。

③ 然后教孩子将各种物品按照形状进行分类。

（2）形状的被动命名

大人说出形状名称，教孩子正确地选取与该名称对应的形状卡片。

（3）形状的主动命名

大人问"什么形状？"，教孩子正确地说出形状的名称。

日常生活中的泛化

在日常生活中，我们可以问孩子各种物品的颜色或形状，教他回答，例如，先问孩子"哪个是三角形的？"，在他正确选取物品后，接着问"饭团是什么形状的？"，这是个窍门儿。这样由指认性命名过渡到表达性命名，孩子更容易做出正确的回答。

29 — 两个词组成的词组

在孩子熟练掌握了一些物品或人物的名称（名词）、动作（动词）、颜色和形状（形容词）等之后，我们就可以开始教孩子学习将这些词组合起来的两个词的表达了。名词＋名词，形容词＋名词，动词＋宾语，主语＋动词，等等，我们要按照难度由低到高的顺序来教，从最简单的开始。

1. 名词＋名词

（1）取两个物品

作为名词＋名词的前备课题，我们需要先教孩子按要求拿取两个物品。

① 桌上摆放几个物品。

② 大人一边说"苹果、杯子"，一边伸出手，放在物品的前面。

③ 引导孩子将苹果和杯子拿给大人。

④ 孩子一旦做对，大人就立刻强化。

如果一开始这样的课题太难，我们也可以先将"苹果""杯子"一个一个地报出，引导孩子逐个拿给大人，然后再逐渐地加快速度。

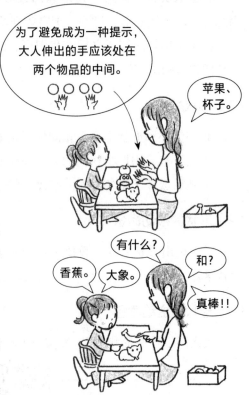

（2）同时用两个名词回答问题

在孩子能够按要求拿取两个物品之后，我们接下来教主动命名。

① 刚开始时，在孩子拿取了两个物品交给大人之后，大人可以拿着物品问孩子"给什么了？"，引导孩子回答"苹果、杯子"。

② 熟练后，如图所示，在桌上摆放两个物品，大人直接问"有什么？"。

如果"×××和×××"这样的表达对孩子来说还比较困难，那么刚开始也可以不说"和"，只引导孩子说出"苹果、杯子"就可以了。

③ 熟练后，我们再引导孩子加上"和"字，一起说。

2. 形容词 + 名词

（1）选择正确的形容词 + 名词

将颜色或形状以及其他形容词与名词组合在一起，构成含有两个元素的词组。

① 准备两种不同颜色的物品，放在桌上。

② 大人说"红、汽车"或"黄、勺子"，引导孩子正确地触碰对应的物品。

③ 逐渐撤销辅助，同时变换物品摆放位置来进行这个练习。

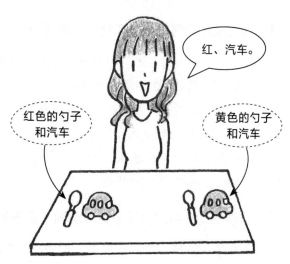

（2）用形容词 + 名词组成的词组回答问题

熟练掌握了上面的练习之后，大人问"这是什么？"，引导孩子使用两个词组成的词组，如"黄、汽车"，来正确回答。我们也可以直接教"黄色的汽车"，但如果发现这样太难的话，就先从"黄、汽车"开始练习。

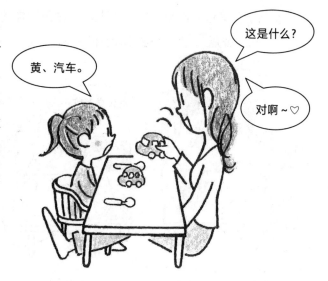

■ 形容词 + 名词技能库

| 大球 | 长铅笔 | 红心 |

3. 动词 + 宾语

（1）通过被动命名的教学来练习"指令 × 物品"

教孩子学习动词＋宾语的前备课题是，教孩子掌握"指令 × 物品"的被动命名技能。

① 在桌上摆放两个物品（如香蕉、杯子）。

② 确定要教的两个动作（如拍、拿），将动词与目标物品的名称组合起来，大人可以发出"拍、杯子""拿、香蕉"等四种指令。

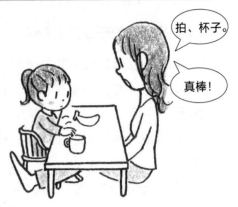

（2）通过主动命名的教学来练习动词＋宾语的表达

在教完上面的"指令 × 物品"的被动命名之后，要马上让孩子说出来，练习动词＋宾语的表达。

① 大人发指令说"吃、香蕉"。

② 孩子正确地做出动作后，大人马上做出同样的动作，并问"怎么样？"，辅助孩子回答"吃、香蕉"，然后逐渐撤销辅助。

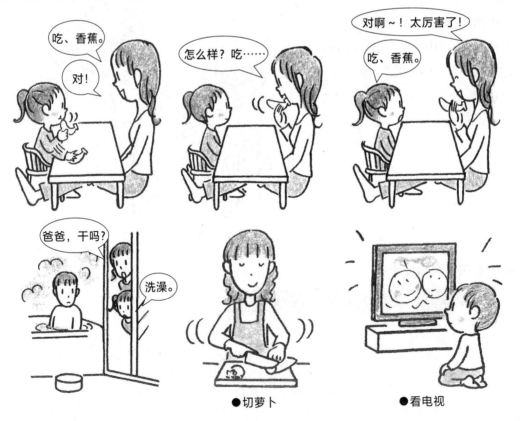

●切萝卜　　　　　●看电视

4. 主语＋动词

教孩子使用"妈妈跳"之类的主语＋动词的两个词组成的表达。

我们可以使用市面上卖的那种动作卡片，但更建议大人在教学中自己做出实际的动作来。

① 大人发指令说"小 × （孩子的名字），跳"。

② 在引导孩子完成了跳的动作之后，问孩子"怎么样?"，教孩子回答"小 ×，跳"。

③ 接下来，大人说"妈妈，跳"，然后自己跳，做完之后问孩子"怎么样?"，教孩子回答"妈妈，跳"。

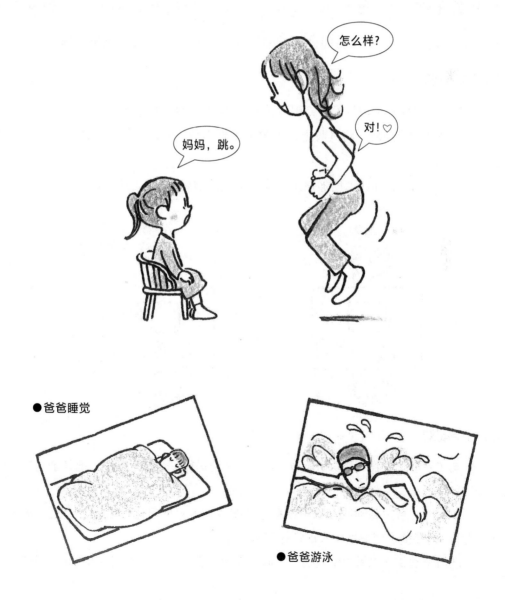

30 —— 分类

这一部分教授动物、交通工具、水果、蔬菜等类别概念。在开始这个课题的教学之前，对于每个类别中的物品，孩子应该已经熟练掌握了至少四个物品命名。教学中，我们建议使用模型教具，这会比使用实物更好一些。

1.分类配对

首先，我们要教会孩子将同一类别的物品放在一起。以动物和水果为例。

（1）增加体验

① 在桌上摆放几个动物模型，引导孩子将其一个个放进筐里。

② 放完动物模型后，将其收走，再拿出水果模型，同样地，引导孩子一个个放进筐里。

③ 重复①和②，如此，增加孩子对将同类别的物品放一起的具体体验。

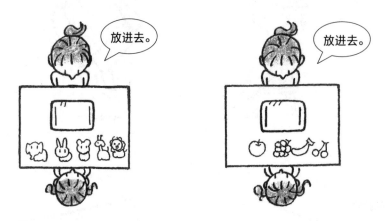

（2）分类配对

① 先在一个筐里放一个动物模型，在另一个筐里放一个水果模型，把其余的模型放在筐前面。

② 开始时，可以将动物和水果模型分别摆放在各自的目标筐前面，大人发指令说"放一起"，引导孩子把物品放入正确的筐里。

③ 进而将动物和水果模型混杂在一起，摆放在筐前，大人发指令说"放一起"，引

导孩子把物品放进同类别的筐里。

④ 熟练后，不再在桌面上放置物品了，而是一个一个地拿出来给孩子，引导他放进同类别的筐里。

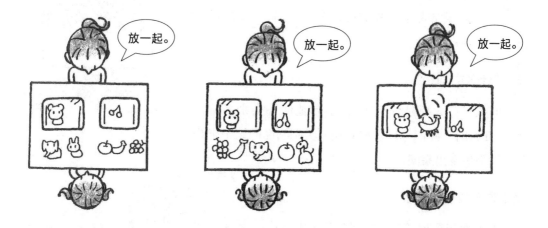

2. 类别的命名

熟练掌握了最初的两个类别（动物和水果）后，继续教孩子其他类别（如交通工具）。在这些分类配对的练习足够了之后，接下来，我们就可以教类别的命名了。

（1）教孩子关于类别的被动命名

准备两个筐，分别放入 4~5 个动物和水果模型。

① 大人说"动物"，让孩子去触碰放着动物模型的筐。一开始需要辅助，大人可以先示范性地碰一下放动物模型的筐。

② 在换了位置也能选对"动物"的筐之后，用同样的方法教"水果"。随机地问"动物"和"水果"，时不时换一下位置，如果都能答对，我们就认为孩子掌握这个课题了。

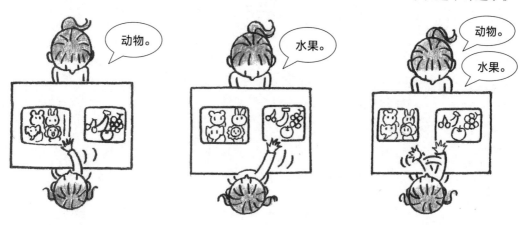

（2）教孩子关于类别的主动命名

① 在孩子完成了类别的被动命名之后，大人可以马上拿起筐问孩子"这是？"，并引导孩子回答"动物"。

② 在孩子掌握了动物的类别命名之后，再教另一个，比如，水果的类别。

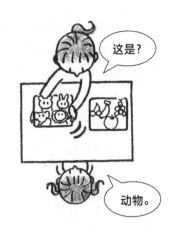

（3）"什么类别？"

问孩子"大象是什么类"，引导他回答类别名称"动物"。开始时，我们可以从放着相同类别物品的筐中把物品一个一个地拿出来问。

（4）属于类别的物品

大人发指令说"说几个动物"，引导孩子说出已经掌握的动物名称，"大象""狮子""熊猫"等。

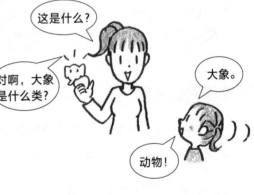

31 —— 形容词

这一部分学习"大、小""多、少"等基本形容词。在孩子已经熟练掌握了一些颜色和形状的命名之后，我们就可以开始本课题的教学了。

1. 大、小

在教"大、小"时，我们需要准备 5~6 对颜色和形状完全相同，只有大小明显不同的物品，例如，同品牌的大小不同的洗发水瓶子，大小不同的金属勺子，大小不同的同款玩偶，等等，都可以用作教具。做大小配对练习时，需要准备多组同样的教具。

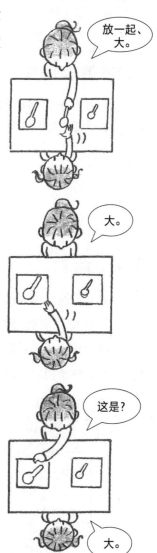

（1）大小配对

为了帮助孩子掌握大小的概念，我们需要先从大小配对的练习开始。让孩子将大的与大的放在一起，小的与小的放在一起。

① 准备两张白纸，一张上面放一把大勺子，另一张上面放一把小勺子。

② 给孩子一把同样的大勺子，说"放一起、大"，让孩子把手里的大勺子和桌上的大勺子放一起。

③ 大和小随机轮换。

（2）大小的被动命名

让孩子根据指令"大"或"小"做出区辨指认。

① 准备两张白纸，一张上面放一个大物品，另一张上面放一个小物品。

② 大人发指令说"大"，引导孩子触碰大物品，发指令说"小"，引导孩子触碰小物品，并开展随机轮换练习。

作为一种辅助，大人可以在发指令时，大声说"大"，同时双臂张开，小声说"小"，同时双手合拢，表示小。

（3）大小的主动命名

在孩子熟练掌握了大小的被动命名之后，我们可以在孩子正确触碰了物品后马上接着问"这个？"，引导孩子回答"大"或"小"。

2.多、少

这是关于数量多少的学习。

（1）多少的被动命名

我们可以先在纸碟中放一些串珠子用的珠子或者玻璃球，用作多少教学的教具。两个纸碟中的物品的数量必须明显不同，能够一目了然。

具体的教学步骤与大小的教学步骤相同。

（2）多少的主动命名

大人可以用手围住放东西多的纸碟，问孩子"这个？"，引导孩子回答"多"。同样地，教孩子说"少"。

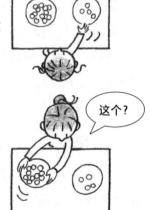

3.高、低

大人拿着两个相同的物品，一个举高，一个放低。发指令说"高"，引导孩子正确地指向举高的那个，发指令说"低"，引导孩子指向放低的那个。

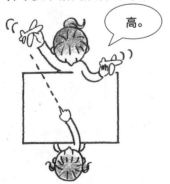

4.长、短

可以使用绳子或铅笔作为教具来教学。

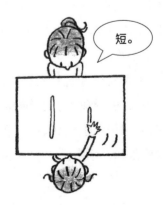

32 —— 方位

这一部分学习上、下、前、后、旁边等基本的方位词。我们应该先教以自己为中心参照点的方位词，再教以某件物品为参照的方位词。我们可以把分类、大小和方位放在同一时期来教。

1. 上和下

（1）以自己为中心的上、下

"上""下"在不同参照下各有其含义，所以，我们首先要教的是以孩子自己的身体为中心的"上"和"下"。

① 让孩子拿一面小旗子，大人说"上"，孩子就向上举旗子，大人说"下"，孩子就向下举旗子。

② 刚开始时，大人也可以拿着旗子，一边说"上、下"，一边举上举下地做示范以辅助孩子完成。

* 没有旗子，用饭勺也可以。

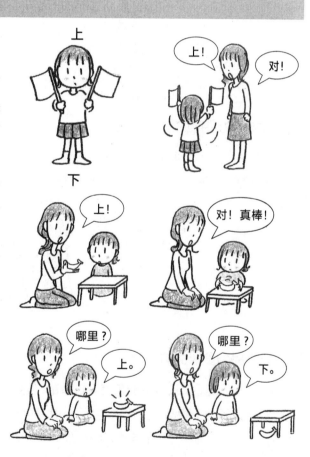

（2）以物品为参照的上、下

教授以物品为参照的上、下。

● 上、下的被动命名

① 让孩子坐在桌子前面，给孩子一个物品（如香蕉）。

② 大人发指令说"上"，引导孩子将香蕉放到桌子上面；大人发指令说"下"，引导孩子将香蕉放到桌子下面。

● 上、下的主动命名

① 在桌子上放一个香蕉，大人问孩子"哪里？"，引导孩子回答"上"。

② 在桌子下放一个物品，大人问孩子"哪里？"，引导孩子回答"下"。

2. 旁边和前、后

（1）以自己为参照的旁边

在孩子熟练掌握了上、下之后，我们可以用小旗子继续教以孩子自己为参照的旁边。

① 让孩子拿着旗子，大人发指令说"旁边"，引导孩子横向举旗。

② 对上、下、旁边进行随机轮换教学。

左右的区辨很难，要到孩子四五岁时再开始教。

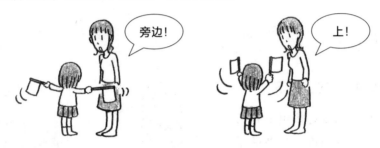

（2）以物品为参照的旁边

以桌子或椅子为参照，给孩子一个物品，大人说"旁边"，引导孩子将物品放在桌子或椅子的某一侧。与上、下进行区辨教学。

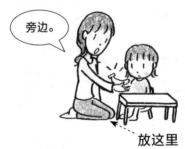

（3）以物品为参照的前、后

前、后应该是指从孩子的角度看过去的"这边""对面那边"。

① 给孩子一个物品，大人说"后"，引导孩子将物品放到桌子对面的地板上。

② 大人说"前"，引导孩子将物品放到桌子跟前。

③ 对上、下、前、后、旁边进行随机轮换教学。

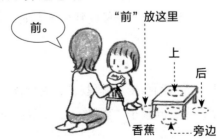

33 — 社交应答

周围的大人经常会问孩子的名字和年龄，我们需要教会孩子在这种场合中做出正确的应答反应。此外，我们还需要教会孩子在自己的名字被人呼唤时做出回应，以及在别人跟孩子打招呼时的适当回应。

1. 社交应答

（1）被人呼唤名字后做出回应

训练孩子被人呼唤名字"小 ×"后能应答"哎——"。

① 通过口语指令的训练（参看 pp.43-44），复习被呼名后的举手。

②举手的同时，教孩子说"哎——"。

③ 在孩子熟练掌握了答"哎——"之后，我们再教孩子看向大人的方向应答。如果只是答"哎——"但不看着大人，就不强化，只有当孩子看向大人并应答"哎——"的时候，我们才给予强化。

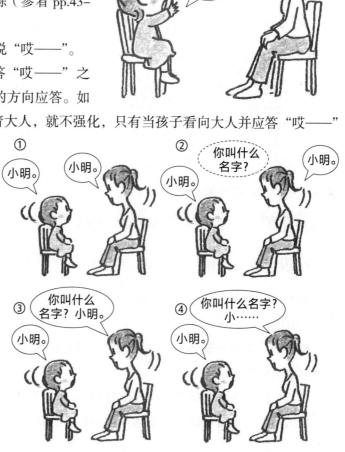

（2）说自己的名字

教孩子当被问到"你叫什么名字?"时回答自己的名字。很多孤独症孩子会像鹦鹉学舌那样重复他人的问话，因此，我们在最开始时，最好只教孩子对回答的话语进行仿说，在他掌握了之后再一点一点地引入提问的话语。

① 大人示范性地说出孩

子的名字，引导孩子仿说。

② 大人小声问"你叫什么名字？"，然后马上大声示范说"小明"，引导孩子只仿说"小明"。

如果发问时说得太慢，孩子有可能会模仿发问的句子，因此，发问时应尽量小声且快速地说出。

③ 在熟练掌握了上面的内容之后，我们就可以逐渐地提高发问时的音量了。

④ 大人渐渐地减少示范说出名字的辅助，比如，只示范性地说出第一个字"小……"，最后撤销全部辅助。

* 一旦中途孩子又出现了对发问句子的仿说，我们就马上回到①，重新开始练习。

（3）回答年龄

在孩子学会了说年龄之后，我们再导入问题"几岁？"。孩子掌握了之后，我们对"你叫什么名字？"和"几岁？"进行随机轮换（参看 p.29），让孩子区辨两个问题的意思。

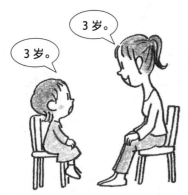 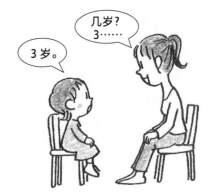

■ 其他社交应答的问题种类

| 在几班？ | 在哪个幼儿园？ | 喜欢吃什么？ |

2. 寒暄语

●回声型的寒暄语——"你好"→"你好"、"再见"→"再见"，等等，鹦鹉学舌式的寒暄语。

●非回声型的寒暄语——"谢谢"→"不客气"、"对不起"→"没关系"，等等，不对称的寒暄语。

对于非回声型的寒暄语，在教学过程中，我们可以按照上面讲解的社交应答的步骤来练习。先只教孩子跟着示范仿说应答部分的话语。接下来，再渐渐地引入他人的寒暄启动话，教孩子只说出应答话。在孩子能回应他人启动的寒暄语之后，我们再要求孩子在说话的同时与对方对视。如果一开始就要求孩子"既打招呼又对视"，那就太贪心了。一次只教一个课题才是成功的秘诀，我们应该在寒暄应答已经很熟练了之后，再来引导孩子对视。

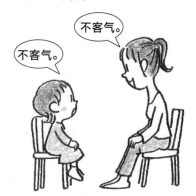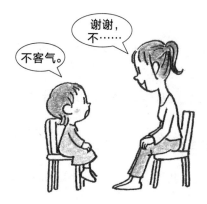

34 —— 时态

在这一部分，我们要教孩子区辨"干吗了？"（过去）、"在干吗？"（现在）、"要干吗？"（将来）这三个时态。开始时，我们可以用提问"在干吗？"（现在）、"干吗了？"（过去）这样包含表示时态的助词作为提示，引导孩子用相应的时态表达形式来回答。

1.过去和现在

首先，我们对现在（正在）的时态表达和过去（了）的时态表达进行区辨教学。

（1）给予提示

一开始，大人以"在干吗？"或"干吗了？"来提问，并使用问句中的助词"在"或"了"作为提示，帮助孩子做出回答。

例如，大人拿一个玩具食物做出吃的样子。

① 大人边吃边问孩子"在干吗？"，然后示范性地说出"在吃"，以此来辅助孩子做出回答"在吃"。

② 接下来，大人做出吃完了、饱了的动作和表情，比如，张大嘴巴说"啊~"。

③ 然后，问孩子"干吗了？"，教孩子做出正确回答"吃了"。开始时，需要提供辅助。

④ 对"在干吗？"和"干吗了？"这两个问句，采取随机提问的方式，教孩子进行区辨。

在孩子能够熟练区辨"在吃、吃了"之后，我们可以继续教孩子区辨其他说法，比如，"在敲、敲了""在喝、喝了"，教孩子学习其他行为的过去时态和现在时态的说法。

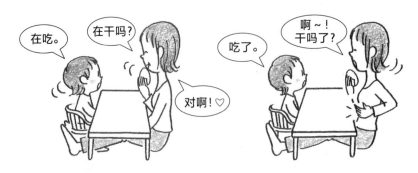

（2）不在问句中给予提示

提问时不再在句子中给予提示，而直接让孩子练习时态的区辨。

大人拿着玩具粽子做出吃的样子。

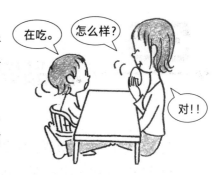

① 大人边吃边提问，注意，这时不再问"在干吗？"，而改问"怎么样？"，这样，在问句中就不含有表示时态的助词了。引导孩子正确地回答"在吃"。

② 接下来，大人做出吃完了的表情，问"怎么样？"，引导孩子正确回答"吃了"。刚开始时要辅助并渐褪。

注意：不要总是按照先现在、再过去的固定顺序提问，也可以直接在吃完之后提问，要求孩子能正确地使用过去时态回答"吃了"。因为孤独症孩子有可能会刻板地按既有规律作答，可能会总是先答"在吃"再说"吃了"。

2. 将来

在孩子能够比较熟练地区辨过去和现在的时态表达之后，我们来教"将来"（要干吗）。

① 大人拿着玩具粽子，张大嘴巴，做出准备吃的样子。问孩子"要干吗？"，引导孩子正确回答"要吃"。

② 接下来，把前面已经掌握的现在和过去的表达进行复习并轮换提问"在干吗？""干吗了？"。如果孩子对顺序变化后的提问也能熟练地正确回答，那接下来，我们就将提问改为"怎么样？"。

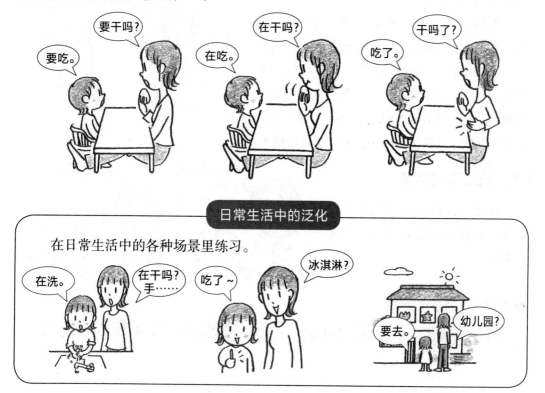

35 — 物品特征

在孩子熟练掌握了物品名称之后，我们可以用一些常见的物品来教孩子说出物品的颜色和形状，说出动物的叫声和身体特征（长鼻子）等。增加孩子与物品相关的知识，可以增加他们的对话内容，因此，这方面的教学非常重要。

1.动物的叫声

（1）动物的叫声

动物的叫声对孩子来说是比较容易学习的内容，适合我们早点开始教，我们还可以将其与分类（参看 pp.82–84）及方位的教学（参看 pp.87–88）放在同一时期内开始。

① 开始时，给孩子出示动物模型，并要求他说出动物的名称。

② 接下来，问"大象怎么叫?"，然后马上示范"哞"，让孩子仿说，然后逐渐撤销示范辅助。

教完大象的叫声后，再教孩子学习狗、猫、老鼠、青蛙、羊、狮子、马、牛、乌鸦等动物的叫声。教动物叫声的同时，还可以开展动物动作的教学，做模仿动物动作的游戏比较快乐。

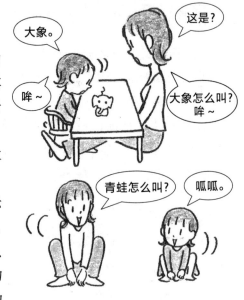

（2）交通工具的声音

交通工具的声音的教学可以采用与动物叫声的教学同样的方法来进行。

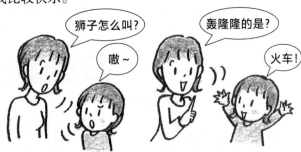

■ 交通工具的声音种类

| 汽车 → 嘀嘀 | 飞机 → 呜呜呜 | 火车 → 轰隆隆 | 救护车 → 哇呜哇呜 |

2. 物品特征

（1）水果、蔬菜的颜色和形状

这一部分是关于水果、蔬菜的颜色和形状的教学。

① 把香蕉、苹果、辣椒、胡萝卜并排放在桌上。

② 大人说名称，让孩子选取，随后问孩子"红色的是哪个？"等，教孩子按照颜色选取物品。

③ 接下来，马上从一端物品开始，大人按顺序问，比如，"香蕉什么颜色？"，引导孩子回答"黄色"。大人先报出第一个物品的颜色，引导孩子仿说。

如此，让孩子在被问及不同物品的不同颜色时能够做出正确回答。

（2）部位名称

教孩子掌握动物或昆虫的部位、汽车的部件名称等。

① 大人问孩子"大象的眼睛在哪里？"，辅助孩子正确指出大象眼睛的位置，然后逐渐撤销辅助。

② 在孩子熟练掌握了上一步之后，大人指着物品的局部问孩子"这是什么？"（主动命名）。

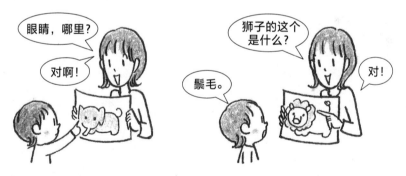

除了动物，植物的部位和交通工具的部件名称也要练习。

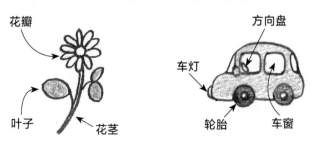

（3）动物的特征

用一些常见的、孩子普遍比较熟悉的动物特征来教学。不要让孩子死记硬背，要让他尽量掌握其含义。

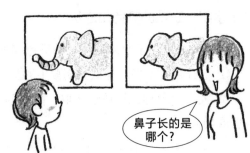

① 画一个鼻子短的大象和一个鼻子长的大象给孩子看。

② 问孩子"鼻子长的是哪个？""鼻子短的是哪个？"。

③ 在孩子正确选取了之后，再问"大象是？"，引导孩子回答"鼻子长"。

36

三个词组成的句子

如果我们在孩子之前掌握的动词＋宾语组成的词组（如吃香蕉）的基础上加上主语，比如，"爸爸 吃 香蕉"，这样就构成了三个词组成的句子。

1. 准备教具

请家人配合拍一些照片，"爸爸吃饭""妈妈坐椅子"，等等，以便开展"人＋动词＋宾语"的教学。

例如，爸爸、妈妈、爷爷、奶奶、哥哥、姐姐等人吃香蕉的照片、看书的照片、看电视的照片等。可以在照片后面贴上厚的纸，这样会更好用些。

爸爸	妈妈	爷爷	奶奶	弟弟
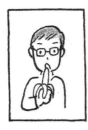	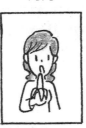	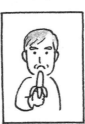	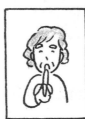	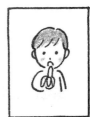
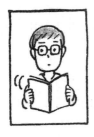	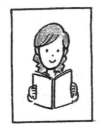		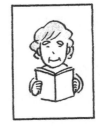	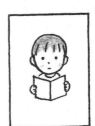
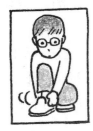	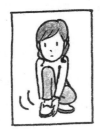	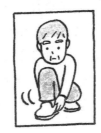	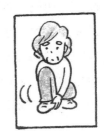	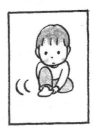

2. 教学过程

（1）复习由两个词组成的词组

① 在桌上放三张妈妈做某些活动的照片，大人说"切苹果"等，引导孩子正确选取。

② 之后，大人指着照片问"在干吗？"，引导孩子正确回答，比如，"切苹果"等。

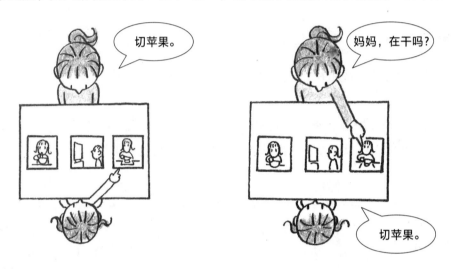

（2）练习由三个词组成的句子

① 在桌上放置不同人物做同样动作的照片，大人问"爸爸是？""妈妈是？"等，看孩子能否选对。

② 继续使用同样的照片教具，大人说"爸爸，切苹果""妈妈，切苹果"，引导孩子正确选取。

③ 孩子正确选取后，大人马上问"这是？"，引导孩子回答"爸爸，切苹果"等。这时，如果问"在干吗？"的话，孩子很有可能只会回答动词（如"切苹果"），所以，这里我们问"这是？"比较好。

④ "爸爸，切苹果""妈妈，切苹果""爸爸，看书""妈妈，看书"，摆放四张这样的照片，大人说"爸爸，看书"，引导孩子正确选取。

⑤ 在孩子能够熟练地选取之后，大人问"这是？"，引导孩子回答"爸爸，看书"等。使用各种照片进行练习，孩子熟练了之后，我们就不必让孩子先听指令再选取了，而是直接让孩子看照片，然后问他"这是？"，引导孩子使用由三个词组成的句子来正确回答。

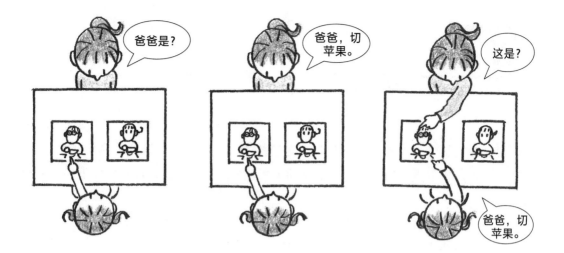

37 —— 数

说到数的教学，很多人可能会以为就是教"1、2、3……"这样数到 10 的唱数或认数字，但其实更重要的是对数量这个抽象概念的掌握。我们可以按照以下顺序来开展教学。

① 对于 1~3 的数量，让孩子能通过目视选取，也能说出总体个数。

② 对于 4 以上的数量，让孩子能数出来并回答。

③ 按数取物，大人说"给我 × 个"，让孩子能按照数目数出来给大人。

1. 学习 1~3 的数量

对于 1~3 的个数，和点数相比，引导孩子直接目测可能会更简单。

（1）"1"和"2"的区辨

这里我们使用的教学方法与物品被动命名（参看 p.52）的相同。

① 在桌面中央放一张四方的垫纸，上面只放一块积木。

② 大人说"1"，让孩子去碰积木。在孩子没有辅助也能正确完成之后，我们用同样的方法教"2"。

③ 接下来，将"1"和"2"的积木并排放在桌面上，开展随机轮换的练习。当孩子在 10 个回合中能够做对 8 个回合时，我们就可以认为他掌握了这个课题。

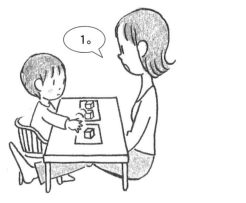
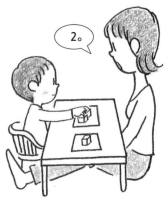

（2）"3"

在孩子能够熟练区辨"1"和"2"之后，我们用同样的方法来教"3"。

先进行"1"和"3"的区辨教学，然后进行"2"和"3"的区辨教学，最后开展"1""2""3"这三个命名的随机轮换练习。我们要多变换教具的位置，注意：不要给孩子不必要的提示。

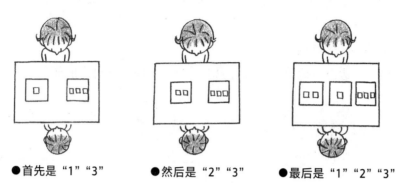

● 首先是"1""3"　　● 然后是"2""3"　　● 最后是"1""2""3"

（3）几个？

在孩子能够熟练地正确选取"1""2""3"之后，我们教主动命名。开始时，孩子正确选取后，大人马上指着教具问"几个"，引导孩子正确回答"1"或"2"等（说"1个""2个"也可以）。

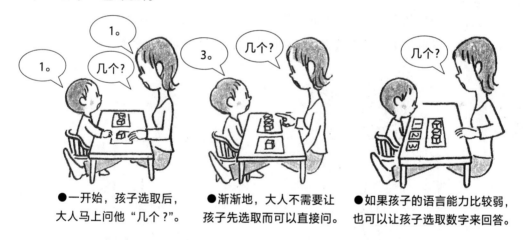

● 一开始，孩子选取后，大人马上问他"几个？"。　　● 渐渐地，大人不需要让孩子先选取而可以直接问。　　● 如果孩子的语言能力比较弱，也可以让孩子选取数字来回答。

（4）给我 × 个

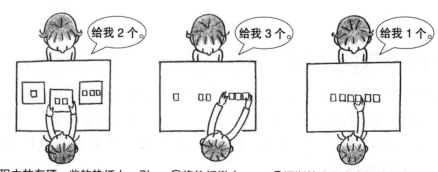

① 将积木放在硬一些的垫纸上，引导孩子连纸带积木一起拿给大人。　　② 将垫纸撤走。　　③ 逐渐缩小积木之间的距离，最后摆放成全都紧挨着的样子。

2. 学习 4 以上的数量

孩子的目测分辨技能可以练习到 3，最多练习到 4，对于更多的数量，我们需要教孩子学习"点数"。

① 先教孩子 1~3 的点数。

② 引导孩子一边出声地数，一边将积木一个一个地拿到自己前面。

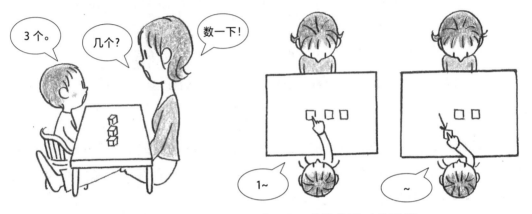

③ 在孩子全部数完之后，大人问"几个？"，引导孩子正确回答。

④ 在孩子掌握了 1~3 的点数之后，用同样的方法来教 4 以上的数。

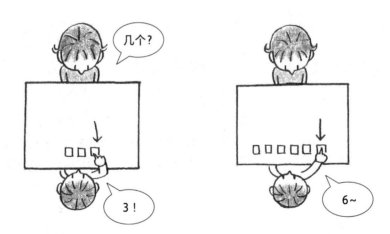

3. 给我 × 个（4 以上）

对于 4 以上的数，教孩子按"给我 × 个"的指令，将正确数量的物品拿给大人。对于 1~3 的数，可以靠目测拿取，但到 4 以上时，我们要让孩子在数完之后再拿取。

但是，例如，发指令说"给我 6 个"时，孩子在最开始时很可能数着数着就忘了要在数到 6 时停下来。

因此，我们可以先引导孩子练习对已经可以目测的 2~4 的数进行点数，熟练后再挑战 5 以上的。

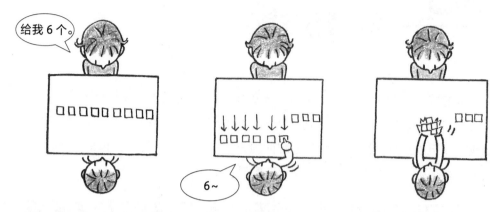

4. 数量和数字的对应

（1）认数字

① 大人发指令说"1"，引导孩子正确选取 1 的数字卡（被动命名）。

② 大人拿起卡片，问"这是？"，引导孩子正确回答"1"（主动命名）。

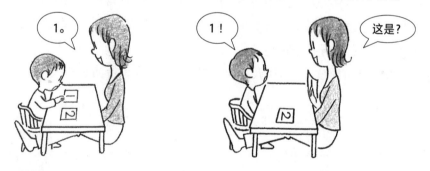

（2）数量和数字的对应

练习数量与数字的配对。

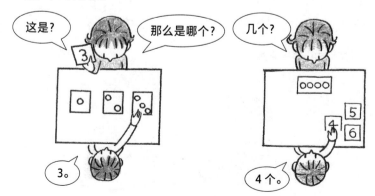

38 —— 模拟游戏

模拟游戏是指像过家家、小医生、大英雄等，扮演现实或虚拟世界中的人物的游戏，玩的时候一般需要几个人分别扮演不同的角色。普通孩子三岁左右就会热衷于模拟游戏，而孤独症孩子因社会性和假想能力方面的障碍，玩这类模拟游戏会非常困难。不过，就算很困难也不要放弃，可以先来挑战一下。

1. 过家家

这里的过家家包含两种意思。一种是狭义的，它可以指模拟做饭或吃饭等场景，第 26 节中有说明。

另一种是指扮演成妈妈或爸爸、宝宝或宠物的角色，再现家庭生活场景。下面讲解的就是再现家庭生活的过家家的教法。

例如，大人可以将布娃娃当作小宝宝，引导孩子扮演妈妈，抱抱小宝宝，给小宝宝喂奶，哄小宝宝睡觉，等等。开始时，需要准备两个布娃娃，大人和孩子各拿一个，大人示范给孩子看，引导孩子模仿。

另外，也可以引导孩子扮演妈妈给布娃娃做饭，或者扮演爸爸读报纸、刮胡子等活动。

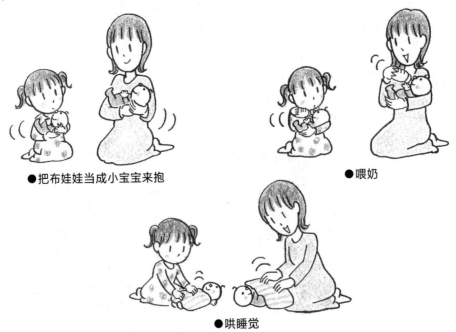

●把布娃娃当成小宝宝来抱

●喂奶

●哄睡觉

2. 小医生

① 准备一套小医生玩具。

② 预先可以通过动作模仿来教孩子使用听诊器和打针的动作。

③ 分解课题，逐个练习如下面的这些语言和动作的互动。先引导孩子扮演医生。

医生："怎么啦？"病人："头疼。"

医生："衣服掀起来。"病人（把衣服掀起来，露出肚子）

医生（把听诊器放在病人身上）

医生："量体温吧。"（把体温计递给病人，病人放在腋下夹着）

医生（把体温计拿回来，做出看的样子）"发烧了，打针吧。"

病人（伸出胳膊）医生（打针）

医生："开药了，给。"（给病人药袋子）

病人："谢谢。"医生："保重。"

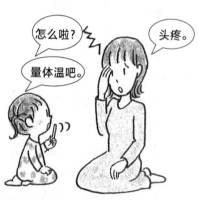

④ 熟练掌握了分解的课题之后，由孩子扮演医生，家长扮演病人，完整地演练一遍。

⑤ 熟练掌握了这样的扮演之后，互换角色，由家长扮演医生，孩子扮演病人。

⑥ 为了避免内容太过单调，可以在练习中做一些内容上的改变（如咳嗽、受伤）。

⑦ 家长可以随机地做出一些新动作或说出一些新台词，看孩子能否跟随变化。一开始，需要辅助孩子做出适当的回应动作或说出适当的回应语言。

"医生，牙疼啊。""那么给我看一下牙吧。啊啊，是蛀牙。"

⑧ 如果孩子能够跟随着随机的变化说出新台词，那就太厉害了。

3. 模拟商店

① 在模拟商店游戏中，可以由一个大人扮演店家，另一个大人和孩子扮演顾客。

② 大人示范购物的动作给孩子看，引导孩子模仿并强化。

③ 在孩子熟练掌握了这个角色的举动之后，再引导孩子来扮演店家。

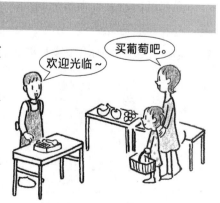

39 绘画

从模仿画线开始，教孩子画一些简单的图。模仿画线也是以后教写字所需的重要前备课题，因此需要花些时间仔细地教。

1.画线模仿

（1）竖线和横线

不要一开始就教画图，而应该从模仿画线开始。

准备一本大的绘图本和蜡笔，也可以选用比较粗的水彩笔。最好准备两支相同颜色的笔。

●先画竖线

① 大人坐在孩子旁边。

② 引导孩子拿笔，大人拉着孩子的手引导他将手放到纸的左上方。

③ 大人一边说"这样做"，一边画出一条竖线。

④ 大人轻轻地手把手教孩子在垂直方向画一条线，然后逐渐减少手把手的辅助。

●接下来画横线

① 让孩子拿着笔，大人拉着孩子的手引导他把手放到纸的左上方。

② 大人一边说"这样做"，一边画出一条横线。

③ 引导孩子模仿。大人可以把手像尺子一样放在下面，引导孩子持笔在水平方向滑动，然后逐渐减少手把手的辅助。

●竖线和横线的随机轮换

先在纸的左上方画两个起点，大人示范，从那里往垂直方向画线，孩子跟随着示范，也往垂直方向画线，大人再示范在水平方向上画线，孩子模仿着在水平方向上画线。随机示范练习画出竖线和横线。

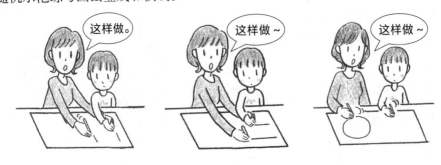

（2）线和形状的模仿

① 在绘图本的正中间画一条黑线，左边给孩子画，右边给大人画。

② 大人画出线和形状，并引导孩子模仿。除了竖线、横线，还可以画由点点构成的虚线、波浪线、圆圈等。

（3）连线和曲线

教孩子用笔将点和点连接起来。

① 可以将终点位置放在起点的斜上方，将笔放在起点处，往终点方向画线。把终点放在起点的斜上方，可以防止孩子的手挡住终点。

② 在孩子能够熟练地将点和点连起来之后，我们再利用这个技能教孩子画斜线。

③ 除了画直线之外，我们还可以利用这个技能教孩子画曲线。这是接下来要教的画图的重要前备课题。

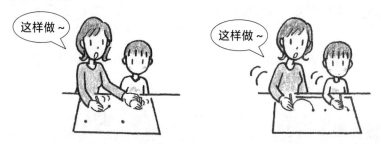

2. 画图

（1）画图的模仿

运用以上方法练习画直线、曲线、点、圆圈等，进而用这些元素来教孩子画简单的图。开始时，引导孩子一笔一笔地模仿，等熟练之后，大人可以先画好一个样本，再让孩子看着仿画。

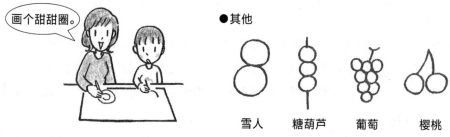

（2）不看样本画

在孩子可以熟练地看着样本进行仿画之后，我们可以渐渐地拿走样本，引导孩子不看示范画。

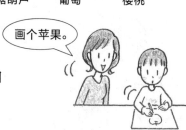

40 —— 如厕训练

这个课题讲的是去掉尿布的方法。本课题不宜太早开始，不然很容易失败，最好在孩子两岁半以后或开始训练半年以后再开始教，孩子本身也需具备脱外裤和内裤的能力。

1. 事前准备

建议先使用小马桶来开展如厕训练，将其放在孩子能看到的地方，方便孩子有便意时就能马上坐到小马桶上。

① 开始如厕训练前几天，我们应该不动声色地把小马桶放在孩子经常待的房间里，让孩子习惯。

② 可以让孩子穿着裤子坐在小马桶上上课或看视频等，让孩子渐渐地能长时间坐在小马桶上。

2. 正式训练（第1天）

（1）让孩子坐在小马桶上

要做好如厕训练，可能需要用一周的时间做准备，因此，如果孩子正在上幼儿园，也许要请一周的假。

① 让孩子脱了裤子坐在小马桶上，等他小便。一开始，可能会等上几个小时。

② 可以让孩子多喝果汁等，摄取大量水分以增加他的小便机会。

③ 当孩子憋急了时，他有可能要站起来，这时大人应全力制止，一定要让他坐在小马桶上小便。

④ 如果孩子坐在小马桶上小便了，大人要立刻热烈地表扬，并允许他离开。

⑤ 在孩子每一次小便后大约10分钟内，不用担心他会再尿了，因此，这时可以不给孩子穿尿布，让他自由玩耍，同时可以让他多喝水，过一会儿，再引导他坐在小马桶上，看视频或玩。

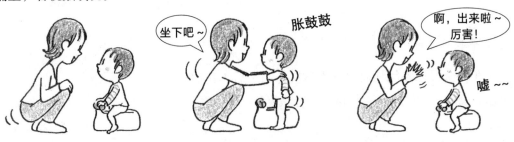

（2）坐在椅子上

孩子在小马桶上成功小便几次之后，我们进入下一步的训练。

① 在小马桶旁边放一个椅子，引导孩子脱了裤子坐在椅子上。

② 大人看时间差不多了，不用说话，直接轻推孩子的肩膀引导他站起来，坐到小马桶上。

③ 如果孩子小便了，就让他离开去自由玩耍。

如果孩子尿在了椅子上，大人不要训斥，而要引导孩子自己拿抹布擦干净，然后再让他坐下。一旦孩子在小马桶上小便了，大人就要热烈地表扬，并让他离开。重复以上过程，直到孩子能够自己从椅子上站起来坐到小马桶上小便。有些孩子能够很快地在第1天就学会这一步。

3. 第2天之后

（1）确认孩子能否主动小便

从第2天起，后面的训练也应该从早上就开始。

① 引导孩子脱了裤子坐在小马桶旁边的椅子上，并摄取大量水分。

② 如果孩子有几次能够自己从椅子上站起来坐到小马桶上小便，我们就可以开始下一步的练习了。

（2）让孩子穿上裤子继续练习

接下来，我们让孩子穿上裤子，坐在椅子上。

① 如果孩子站起来准备小便的话，我们应该在他坐上小马桶之前，辅助他脱下内裤，然后逐渐减少辅助，让孩子能自己完成脱裤子的动作。

② 孩子能够熟练地脱下内裤后，我们可以把椅子放到离小马桶更远的地方。

③ 在孩子更熟练了之后，我们就可以让他在房间里自由活动。但如果他尿裤子了的话，就再让他坐到椅子上。

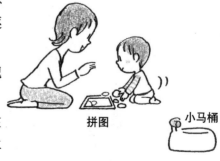

拼图　　　小马桶

顺利的话，经过3~4天的训练，孩子就可以穿着裤子在房间里玩，要小便时，能够自己去小马桶那里，脱去外裤和内裤，坐上去尿，然后继续自由玩耍。如果训练1周之后仍无法走到这一步的话，那么可看作这个训练没有成功，可以继续给孩子穿上纸尿裤，过几个月再尝试一次。

（3）上厕所

孩子能在小马桶上小便之后，我们应该继续训练，逐渐引导他去上厕所。

① 一开始，我们可以把小马桶放在厕所附近的走廊里。

② 接下来，我们可以将厕所的门打开，把小马桶放在门旁边。

③ 我们在厕所里需要准备辅助坐便圈及脚踏凳等，以便替代小马桶，引导孩子坐在上面小便。

如果为了开展上述的如厕训练而向幼儿园请假的话，那么1周左右之后，需要让孩子回到幼儿园。在幼儿园里，孩子刚开始时不知道厕所的位置，因此，在早晨上学时，妈妈应引导孩子在幼儿园上一次厕所，同时请求幼儿园老师的帮助，尽早地引导孩子上厕所。在这一步完成之后，需要下定决心，再也不给孩子穿纸尿裤了。

（4）大便

在进行如厕训练时，引导孩子习惯于坐在小马桶上大便。事先可以让孩子多吃些富含植物纤维的食品，比如，山芋或酸奶等可以让大便通畅的食物。如果孩子非要在纸尿裤上大便的话，在有些情况下，可以采用灌肠的方法来让孩子体验在小马桶上大便。

41 —— 进入集体

在日本，伴有智力障碍的孤独症儿童通常会被推荐进入公立的专门面向障碍儿童的幼儿园，但家长也没必要一开始就放弃让孩子和普通儿童融合在一起学习的机会。在我们的 ABA 干预产生了初步效果之后，就可以考虑引导孩子进入普通儿童的集体中去，帮助孩子适应普通教育环境下的集体生活。

1. 进入集体的时机

家庭干预应该已经扎扎实实地开展了半年至一年的时间，孩子应该也已经掌握了下面这些基本技能：

① 动作模仿

② 遵从简单的指令

③ 说由 2~3 个词组成的句子

④ 用正确的方式玩玩具

⑤ 不穿纸尿裤

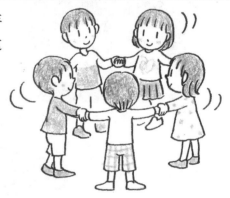

在上面这些条件都能满足（当然也不是绝对的）之后，我们就可以一点一点地引导孩子进入幼儿园等普教集体了。

但是，如果一上来就全天待在幼儿园里，家庭干预的时间就会一下子缩减太多，所以，可以考虑每周先去 1~3 次，由家长陪同孩子在幼儿园的校园开放日进去，参加预备班或体操培训班，等等，这样可以为进入集体做些准备。

2. 影子老师

要想让孩子进入普教集体，那么至少应该在刚开始的时候，由被称为"影子老师"的大人进行陪读。

理想的影子老师应具备以下条件：

① 掌握了 ABA 知识。

② 参与了孩子的家庭干预，明确知道孩子会什么、不会什么。

如果家长自己干预的话，那家长就是影子老师的最好人选。如果家长做不到的话，可以向校方申请陪读老师，请求陪读老师试着对孩子实施 ABA 式的帮助。

3. 在集体中提供的支持

■ 影子老师的作用

影子老师要时刻陪在孩子身边，事先应对各种场景里的当前课题目标（需要引导的行为）做好计划，对孩子加以引导，如果孩子做到了，就用轻声表扬等适当的方式强化。

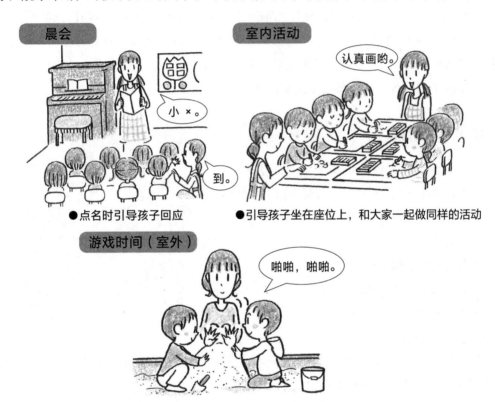

●点名时引导孩子回应　　　　●引导孩子坐在座位上，和大家一起做同样的活动

●作为孩子和其他小朋友之间的纽带，要制造互动游戏的机会

■ 没有影子老师的情况

在无法给孩子配备影子老师的情况下，至少需要请求班主任老师给予孩子一些照顾。

比如，当孩子出现干扰其他小朋友之类的问题行为时，我们可以使用右图所示的"加油提示图"来强化良好行为。举个例子，如果孩子在幼儿园的各种活动场合里都没有打人，都是乖乖的，那么可以请班主任老师在加油提示图上贴上孩子喜欢的贴纸。贴纸贴满了之后，回家后由家长根据加油提示图上的成绩表扬孩子，比如，可以用零食来强化在校表现。

●加油提示图

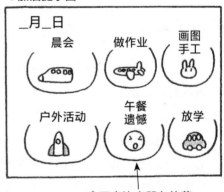

拿了旁边小朋友的菜

42 —— 同伴训练

在同龄小朋友（同伴）的协助下，在家庭里开展的社交技能训练就叫作同伴训练。例如，每周一次定期请同伴来家里和孩子玩一个小时。大人应该作为影子老师陪伴在孩子旁边，引导孩子和同伴进行适当的对话或开展互动游戏，并给予强化。与在集体课堂上影子老师的作用一样，这样有助于提高孩子的社交技能。

1. 找同伴

首先，必须找到可以定期来家里的普通儿童（同伴）。如果有机会通过儿童活动及团体等结识到一些关系不错的家长，我们可以向对方说明情况，邀请人家的孩子来家里。也可以先不说明自己的孩子有障碍，只说"我们家孩子说话有点慢，跟小朋友互动也不太好，所以想请小朋友来家里练习互动"，这样也许更好些。

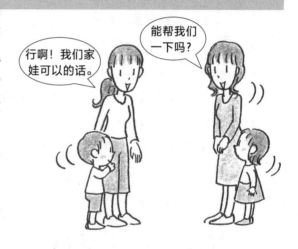

2. 训练方法

同伴训练的主要目标是，帮助孩子将一对一训练中掌握的技能在与同龄小朋友的互动练习中运用出来。关于训练的具体内容，我们没有固定的方案设计，只要能够充分保证自己的孩子的练习机会，又能让同伴小朋友感到愉快就行。

这里介绍一些训练案例：①模拟学校，②语言游戏，③互动游戏，④绘画/手工。

（1）模拟学校

在同伴和家人（家里的大人也可以参与）的协助下，营造出孤独症孩子参与其中的由几个学生组成的小教室，由一个大人扮演老师。根据孩子的年龄，设计幼儿园或小学中的各种场景开展练习。

①跟随周围人的行动

扮演老师的大人给出一个孤独症孩子尚不懂的肢体指令，比如，要求大家站起来，引导孩子在同伴站起来之后，跟随周围的人一起站起来。

② 只在轮到自己的时候才做出反应

让孩子和同伴拿着不同的物品，老师发指令说"拿 ×××的人，举手"，这时要引导孩子不跟随同伴行动。

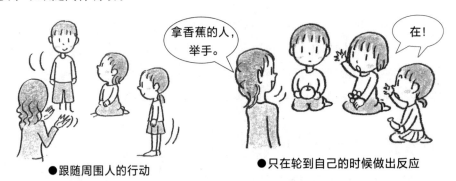

●跟随周围人的行动　　　　　　　●只在轮到自己的时候做出反应

③ 从其他人的互动中获取信息

大人只对第一个同伴小朋友提问："喜欢吃什么？"然后问到孩子："小 ×（孩子的名字）呢？"这要求孩子必须听清对第一个同伴小朋友提出的问题。

④ 打招呼

在别人跟孩子打招呼的时候，引导孩子看着对方做出回应。

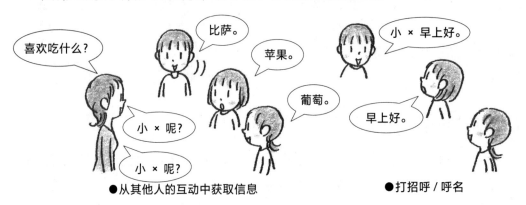

●从其他人的互动中获取信息　　　　　　●打招呼 / 呼名

（2）语言游戏

好玩的有游戏成分的课题。

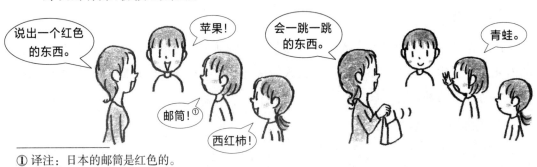

_____

① 译注：日本的邮筒是红色的。

（3）互动游戏

老师提出开展一个游戏或比赛，要求大家遵守规则一起玩。大人在孩子身边辅助他的适当行为，同时，对孩子出现的问题行为，可以运用消退或罚时出局（参看pp.18~19）进行处理。

■ 游戏种类

保龄球	跳皮筋	探宝	捉迷藏	掷骰子棋
插剑海盗桶玩具	层层叠积木			

（4）绘画/手工

孩子和同伴并排坐着画图、做手工或折纸等。玩了互动游戏，休息了之后，像这样，让孩子练习集中精力完成自己的课题。最后还要为孩子准备一个愉快的零食时间。

43 — 是 / 否

这一课题是教孩子用肯定 / 否定的语言形式来回答问题。即使发展性障碍儿童会说话，其中也仍有很多孩子不具备这个技能，孩子在很厌恶的情况下，往往也说不出拒绝的话，只会像鹦鹉学舌那样重复问题。所以，我们要教会孩子根据自己的意愿和知识明确地使用肯定 / 否定的语言形式来作答。

1. 表达个人意愿的是 / 否

通过"要果汁吗？"或"挠痒痒行吗？"这样询问孩子意愿的问题，教孩子用肯定 / 否定的形式来回答。

（1）可以 / 不可以

选择孩子喜欢的事和讨厌的事。先从喜欢的事开始。

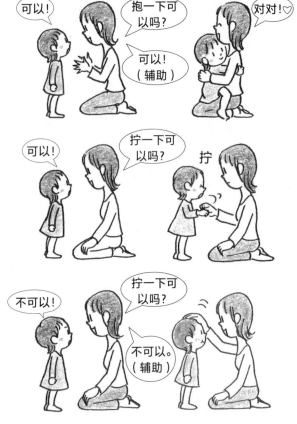

■ 喜欢的事

① 大人问孩子"抱一下可以吗？"。

② 辅助孩子回答"可以"，然后抱一下。

③ 逐渐减少辅助，让孩子自己也能说"可以"。

■ 讨厌的事

① 这个例子看上去可能有点让人心疼。大人问孩子"拧一下可以吗？"，如果孩子说"可以"，就拧一下，并且拧疼。

② 再问一次"拧一下可以吗？"，这次要引导孩子回答"不可以"，于是不再拧他。

■ 随机轮换

在孩子没有辅助也能正确回答之后，将"抱一下可以吗？"和"拧一下可以吗？"进行随机轮换练习（参看 p.29）。

（2）要 / 不要

准备好孩子喜欢的食物和讨厌的食物，教学过程与"可以 / 不可以"的程序一样。

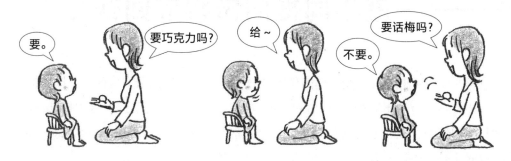

2. 事实的是 / 否

在孩子掌握了关于意愿的是 / 否的回答之后，接下来，我们就可以教孩子关于事实的是 / 否的回答了，对于"这是大象吗？""那是飞机吗？"等谈及事实的问题，引导孩子使用肯定 / 否定的语言形式来回答。这个课题也许比关于意愿的是 / 否的教学要难得多。

（1）不是

一开始，我们只教孩子学习在须做出否定回答时说"不是"，而在须做出肯定回答时，我们暂时不要教"是"，只引导孩子正确说出物品名称。这样做的目的是降低本课题的难度，让孩子尽可能掌握这个技能。

■ 给孩子出示大象

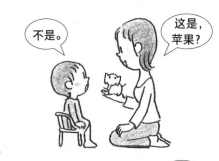

大人："这是什么？"孩子："大象。"大人："对啊。"

大人："这是，苹果？不是。"孩子："不是。"

大人："对啊，真棒。"

大人："这是，苹果？不___。"孩子："不是。"

大人："这是，苹果？"孩子："不是。"大人："太棒了！"

大人："这是，大象？大象。"孩子："大象。"大人："对！"

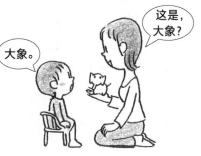

大人："这是，大象？大象。"孩子："大象。"大人："好聪明！"

就像这样，大人需要一边辅助，一边通过随机练习来教孩子肯定 / 否定的正确回答，直到孩子在无辅助的情况下能够在 10 个回合中答对 8 个回合以上。

（2）是

在熟练掌握了上面的内容几个月之后，再引入"是"的教学。

44 —— 就不同提问做相应回答

至此，我们讲解了很多关于提问作答的教学，但尚未教孩子如何区辨不同的提问。我们需要教孩子听懂不同的问题并做出相应的回答。孩子只有掌握了这种根据不同提问做相应回答的技能，他与我们的语言互动才能有点像对话。这个课题比较难，但还是希望家长努力开展教学。

1."这是什么？"与"颜色是？"

■ "这是什么？"与"颜色是？"的区辨

首先要教孩子区辨"这是什么？"与"颜色是？"这两个不同的提问，并做出相应回答。

① 问"这是什么？"，教孩子回答"杯子"。

② 问"颜色是？"，教孩子回答"红色"。

这个课题非常难，需要尽可能地想各种办法让孩子更容易掌握。

例如，我们在问颜色的时候，一般会问"什么颜色？"，但这样就与"这是什么？"中的"什么"有重合词汇，孩子容易因此而搞混，因此，一开始，我们可以这样问："颜色是？"如此则与"这是什么？"区分得更明显。

另外，我们还可以在问"这是什么？"时，将杯子略微前倾，让孩子可以看到杯内。而在问"颜色是？"时，我们用手指着杯子的表面。我们还可以利用声调的高低来增大区别，问"这是什么？"时，用较为高亢的声音，而问"颜色是？"时，则用较为低沉的声音。提问后应马上辅助孩子回答。

■ 其他问题的种类

关于物品的提问，还有"什么形状？""什么种类？""几个？"等。

2."谁？"与"哪里？"

（1）准备物品

使用孩子熟悉的家人在孩子熟悉的场所（浴室、厕所、厨房等）中的照片。当然，浴室里的照片不必是脱了衣服的，穿着衣服就行，厕所里的照片也是如此。

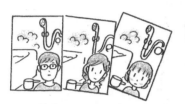

●爸爸、妈妈、奶奶在浴室的照片

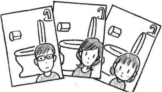

●爸爸、妈妈、奶奶在厕所的照片

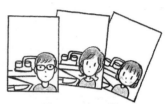

●爸爸、妈妈、奶奶在厨房的照片

（2）"谁？"与"哪里？"的区辨

首先，只用一张照片来练习。

■ 爸爸在浴室的照片

① 首先，我们指着爸爸的脸问"谁？"，引导孩子回答"爸爸"。刚开始时需要辅助。

② 接下来，我们指着作为图片背景的浴室问"哪里？"，辅助孩子回答"浴室"。

③ 就"谁？"与"哪里？"交替提问几个回合，手指照片的位置渐渐地越来越不明确，最后撤销辅助，不再用手指。

④ 就"谁？"与"哪里？"随机提问，直到孩子在 10 个回合中能够正确地回答 8 个回合以上。

在使用一张照片教会孩子区辨"谁？"与"哪里？"的提问之后，我们再用其他照片做同样的练习。

（3）"谁？""哪里？""在干吗？"的区辨

在孩子能够熟练区辨回答"谁？"与"哪里？"的提问之后，我们可以再加上"在干吗？"。

■ **出示姐姐在台阶上吃橘子的照片**

① 指着姐姐的脸问"谁？"→"姐姐"

② 指着作为背景的台阶问"哪里？"→"台阶"

③ 指着姐姐手里的橘子问"在干吗？"→"吃橘子"

我们手指照片的位置要渐渐地越来越不明确。就这三个提问进行随机轮换练习，直到孩子在 10 个回合中能够正确回答 8 个回合以上。

45 —— 胜负

这一课题是关于胜负及竞争概念的教学。此外，对于执着于赢的孩子，我们要教会他们即使输了也不哭闹。

1. 谁快谁赢

要想让孩子掌握胜负的概念，我们在教学之初应该避免使用那些太过复杂的胜负规则，可以从最简单的"谁快谁赢"这样的比赛开始。

① 在桌子中间放一个零食，喊"一、二、三"，以此为开始信号，快速地抓取零食，先抓到的人可以吃。大人可以暗中控制，故意地赢或者输，让孩子玩得高兴。

② 当妈妈先抢到时，可以问孩子"谁拿了？"，引导孩子回答"妈妈"。"谁吃？""妈妈。"当孩子先拿到时，引导孩子用自己的名字正确回答这样的提问。

③ 随着练习的推进，当孩子意识到了"谁先拿到谁吃"的规则时，我们就可以导入"赢"这个词了。

"谁拿了？""妈妈。""那么，谁赢了？""妈妈。""谁吃？""妈妈。"

④ 在孩子熟练掌握了"赢"的概念之后，我们再教"输"。

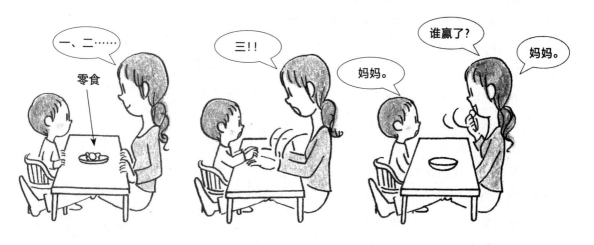

2. 赛跑

① 在通过桌面上的教学学会了"谁快谁赢"之后，接下来，我们就可以教"赛跑"了。先在桌上放一块积木，大人和孩子站在房间中远离桌子的一边。

② 站在房间的一边，喊"一、二、三！"的开始信号，两个人跑过去抢积木。

③ 开始时，应该准备好奖励，谁先抢到积木谁就可以吃到零食。

④ 随着这样的练习的推进，当孩子看上去对获胜本身开始感到高兴时，我们可以减少零食奖励的次数，大人可以在输了之后做出很懊恼的表情，也可以以此来强化孩子。

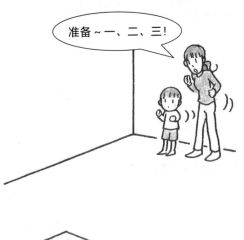

3. 对输不起的处理

有些孩子特别"想赢"，无法接受自己输，一旦输了就会哭闹。针对这样的情况，我们可以将能够忍受自己输作为一个干预目标。

我们可以这样，在开始的三次比赛中，大人赢一次，观察孩子的表现，即便孩子哭闹，大人也采用忽视的方法来消退。有时，就算持续哭闹几个小时，大人也应保持忽视，等待孩子平静。

在孩子完全平静下来之后，我们可以继续比赛或做其他事情。如果孩子在输了的情况下能够忍住，就应给予表扬。

渐渐地，我们把输赢的比例增加到 1∶1，最后，应要求孩子做到连续输三次也不哭闹，最多表现出一些懊恼。人生，胜负乃兵家常事啊。

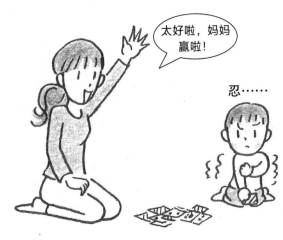

46 — 剪刀石头布

通过简单的"谁快谁赢"的教学让孩子体验了胜负的概念之后，我们可以将输赢应用到各种有规则、有胜负的游戏或体育比赛中。可以先练习剪刀石头布的游戏，在集体活动中以及幼儿园和小学里，也经常会遇到这个游戏，最好能让孩子掌握。

1. 卡片的剪刀石头布

首先，准备画有石头、剪刀、布的卡片各两张，开始时，使用卡片来教可能要比直接用手势来教更容易。

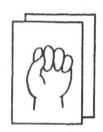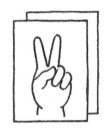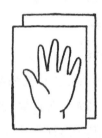

■ 哪边赢?

① 首先，将剪刀和布的卡片放在桌上，问孩子"剪刀和布，哪边赢?"。

② 接着，大人说"剪刀"，并触碰一下剪刀的卡片，引导孩子模仿，然后逐渐减少辅助。

③ 不时地、随机地交换两张卡片的位置。

④ 在掌握了这两个比赛规则之后，再教孩子学习剪刀和石头、石头和布之间的输赢规则。

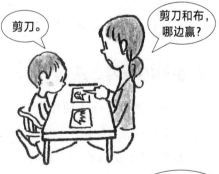

■ 平局

掌握了三种胜负的组合之后，我们再拿出两张一样的卡片来教"平局"。

■ 模拟对战

接下来，引导孩子实际感受剪刀石头布的胜负结果，应该准备一些零食作为奖品，赢的

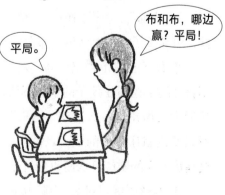

人可以吃零食。

① 发给孩子一张卡片，发的时候不要让自己看到卡片内容，然后，大人自己也拿一张卡片。

② 喊"一、二、三"后，大人和孩子同时将卡片放在桌上。

③ 让孩子确认每张卡片，并说出谁赢了。

"这是什么？""布。""这个呢？""石头。""哪边赢？""布。"

"那么谁赢了？""妈妈。""那么谁吃？""妈妈。"

④ 赢的人吃零食。

⑤ 开始时，大人拿卡片发给孩子，同时，暗中调整自己手里的卡片。注意：不要让孩子输太多。

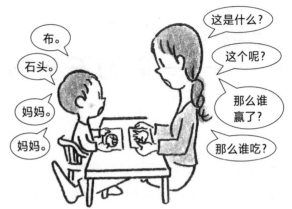

■ 真正的比赛

在熟练掌握了上面的练习之后，就可以开始真正的比赛了。

① 孩子和大人各自拿三张卡片。

② 先让孩子选择并拿出一张，大人也拿出一张，都不要让对方看见。

③ 喊"一、二、三，剪刀石头布！"，然后同时将自己手里的卡片放在桌上给对方看。

④ 问孩子"哪边赢？""谁赢了？"，孩子回答确认之后，赢的人吃零食。

2. 手势的剪刀石头布

在孩子熟练掌握了使用卡片的剪刀石头布之后，就可以练习使用手势的剪刀石头布了。

① 给孩子发出指令"布"，等等。大人喊"剪刀石头布"，当说到最后一个字"布"的时候，引导孩子在桌上做出"布"的手势。

② 孩子在桌上做出"布"的手势后，大人用自己的手控制住孩子的手，不让他改变手势，然后大人做出"石头"或"剪刀"的手势。之所以要控制住孩子的手，是因为有些孩子可能会模仿大人的动作，从而改变自己原先的手势。

③ 与孩子练习对话，"哪边赢？""布'赢。"

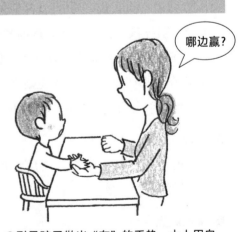

●引导孩子做出"布"的手势，大人用自己的手摁着孩子的手，不让他改变动作，然后大人做出自己的手势（石头）。不这样的话，有些孩子会自行改变原有的手势。

"那么谁赢了？""×××（孩子的名字）。"如此问答确认之后，赢的一方吃零食。

④ 熟练掌握后，大人逐渐减少辅助，在喊完"剪刀石头布"之后再伸出手。开始时，双方可以把手放在桌面上，等熟练之后，去掉桌子，这样就是剪刀石头布的自然形式的玩法了（在空中做手势）。

⑤ 引导孩子在大人喊"剪刀石头"的时候握拳做"石头"的手势，说"布"的时候再伸出自己想要做出的手势。

47 —— 衣服的前后，扣扣子

　　如果孩子无法正确区辨衣服的前后，那就算把衣服穿上了也还需要重新调整。因此，我们要让孩子掌握正确区分衣服的前后、正反、左右，以及将里子在外的衣服翻正的技能。

1. 区辨内裤的前后

　　男孩的内裤一般前面会有开口，可以以此作为记号，女孩的内裤没有这个，那么可以在裤脚处的边缘部分做一个记号，比如，开始时，可以用油性记号笔沿着曲线描一下以突出显示。

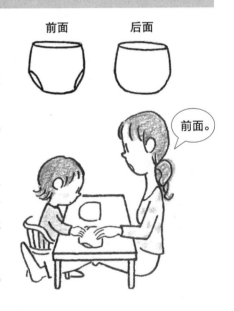

　　① 准备两条相同的内裤，放在桌子上，一条前面朝上，一条后面朝上。

　　② 大人说"前面"，引导孩子去触碰前面朝上摆放的内裤；大人说"后面"，引导孩子去触碰后面朝上摆放的内裤。然后对"前面"和"后面"开展随机轮换教学。

　　③ 熟练了之后，大人可以问"这是？"，引导孩子正确地回答"前面"或"后面"。

　　④ 对于后面朝上摆放的内裤，引导孩子说了"后面"之后，大人再发指令说"翻到前面"，引导孩子翻到前面。

　　⑤ 熟练了之后，在孩子平时穿内裤时，我们可以故意将后面朝上摆放，引导孩子正确地翻到前面。

　　掌握了内裤的前后概念之后，针对外裤和上衣，我们也可以使用同样的方法来教。

2. 区辨上衣和内裤的正反

　　上衣及内裤正反的教学方法与上面教前后的是一样的。准备两件一样的衣服，一正一反，放在桌子上，引导孩子根据指令正确选取。

反的衣服，我们可以看见它的针脚，可以以此作为记号。在孩子掌握了正反之后，我们再教他将反着的衣裤翻正。可以用左手抓住衣裤的下摆，将右手伸到上衣或内裤里面，抓住底部，然后往外拉。

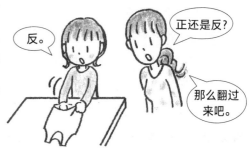

3. 分清鞋的左右

分清鞋的左右是非常难的课题，不要一开始就用真的鞋来练习，可以先用厚纸板剪出孩子的脚型，练习分清左右。

① 开始时，我们可以在脚型上画上脚趾，还可以把大脚趾涂上红色。

② 可以把孩子的大脚趾也用油性记号笔涂上红色。

③ 首先，只把右脚的脚型纸板放在孩子的双脚中间，让孩子将右脚踏上去，并要求孩子将自己的大脚趾和脚型纸板上的大脚趾放在一起。

④ 接下来，只把左脚的脚型纸板放在孩子的双脚中间，让孩子将左脚踏上去。

⑤ 在孩子的双脚中间，随机地只放一张右脚的或左脚的脚型纸板，引导孩子练习将正确的脚踏上去（随机轮换教学）。

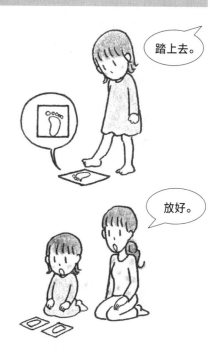

⑥ 孩子掌握了之后，我们可以将左右脚型的纸板随意放置，引导孩子先将左脚和右脚并排放好后，再正确地踏上去。

⑦ 孩子能够分清画了脚趾的左右脚型纸板之后，我们可以再按照"没有脚趾的脚型纸板→拆去鞋带的凉鞋的鞋底→凉鞋→鞋帮比较低的鞋"这样的顺序来渐进地练习。

4. 扣扣子

■ 扣扣子动作的分解

我们需要将扣扣子的动作细分成几个步骤（参看 p.61）。

① 右手捏住扣子，左手抓住扣眼的边缘（女孩子的衣服的这个方向有可能是相反的）。

② 把扣子塞进扣眼。

③ 左手松开扣眼，抓住从扣眼里伸出来的扣子。

④ 右手松开扣子，抓住扣眼的边缘。

⑤ 双手同时往外拉，让扣子从扣眼里出来。

⑥ 把扣眼的边缘塞到扣子下面。

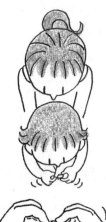

■ 运用逆向串链来教

将动作分解后，我们可以从最后的⑥开始，采用逆向串链的方法开展教学。

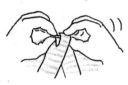

大人先给孩子做完①~⑤，然后拉着孩子的手只做出最后的动作（把扣眼的边缘塞到扣子下面），完成后给予强化，然后逐渐地减少辅助。

48 — 信息交换型对话（镜像对话）

低龄儿童之间的对话很多都是信息交换型的对话，也就是互相介绍关于自己的信息，例如，"我今天去公园了""我去游乐场了"，类似这种一来一往的对话。因此，我们可以将这作为开始真正对话的第一步，引导孩子练习这种信息交换型对话。

1. 关于物品名称的信息交换

（1）"这是……"

开始时，我们可以从使用物品的对话开始。

① 让孩子拿着一个玩具车，大人拿着一个小熊。

② 大人先说"这是小熊"，然后马上辅助孩子说出"这是汽车"，并强化。然后逐渐减少辅助。

③ 在筐里放好各种物品，大人和孩子各拿出一个，练习"这是鱼""这是哈密瓜"等对话，互相介绍自己拿到的物品。

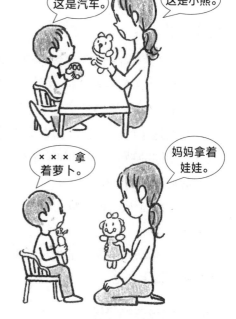

（2）"×××拿着……"

在孩子熟练掌握了"这是……"的对话之后，可以练习"拿着……"的描述形式。

大人先说"妈妈拿着娃娃"，然后马上引导孩子说"×××（孩子的名字）拿着萝卜"。开始时需要给予辅助，然后逐渐减少。可以用各种物品开展这样的练习。

2. 信息交换型对话的扩展

（1）物品的属性和特征

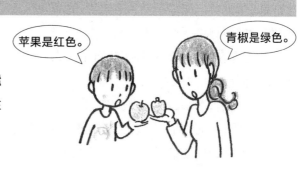

对于自己所持的物品，不仅要能介绍名称，还要能介绍颜色等属性和特征。

大人："这是辣椒。"孩子："这

是苹果。"

大人："辣椒是绿色。"孩子："苹果是红色。"

大人："辣椒是蔬菜。"孩子："苹果是水果。"

（2）关于自己的信息

练习关于自己的信息的互动。

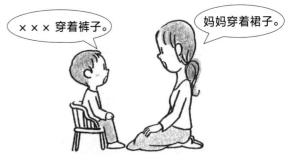

大人："妈妈穿着裙子。"

孩子："×××（孩子自己）穿着裤子。"

大人："妈妈穿着红衣服。"

孩子："××× 穿着蓝衣服。"

大人："妈妈喜欢蛋糕。"

孩子："××× 喜欢冰淇淋。"

（3）"也"

教孩子在与对方说同样的话时用"也"。

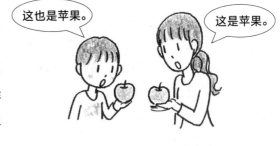

大人："这是苹果。"

孩子："这也是苹果。"

在教这个的时候，可以在桌上并排放几对相同的物品（苹果和苹果），以及不同的物品（橘子和香蕉）。

① 让孩子从一边开始，一个一个地说"这是橘子""这是香蕉""这是苹果""这也是苹果"。

② 熟练之后，孩子和大人交替着说，当说到和大人在前面说出的是一样的物品时，引导孩子加上"也"。

（4）谈论过去的经历

在进行信息交换时，教孩子加入关于过去经历的信息。

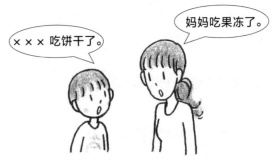

① 开始时，应该针对刚刚发生的事情做这种练习。

在吃零食的时候，让孩子吃饼干，大人吃果冻。

吃完之后，大人先说"妈妈吃果冻了"，让孩子跟着说"××× 吃饼干了"。

② 熟练掌握之后，渐进地引导孩子谈论较早发生的事。

"妈妈昨天去超市了。""我去幼儿园了。"

49 —— 顺序

"第一、第二……""开始，接下来，最后"，像这些基本的顺序、次第的概念，我们需要教给孩子。孩子掌握了顺序的知识后，在排队时就会比之前更耐心地等待。此外，顺序的概念也是从时间轴上看待世界的开端。

1. 第一和第二

■ 触碰顺序

① 在桌面上放置一个苹果和一个香蕉。

② 大人一边说"第一苹果，第二香蕉"，一边按照苹果、香蕉的摆放顺序碰相应物品，然后引导孩子模仿。

③ 接下来，大人问"第一是？"让孩子回答"苹果"。

④ 大人问"第二是？"让孩子回答"香蕉"。

⑤ 熟练之后，反过来，先问"第二是？"，再问"第一是？"。

⑥ 熟练掌握了苹果和香蕉的顺序练习之后，用各种教具练习。

⑦ 能说出两个物品的顺序之后，并排放三个物品，边说"第一、第二、第三"边一个个碰过来，并练习"第三是？""第一是？"等问题。

注意：关于碰物品的顺序，你临时决定就可以。

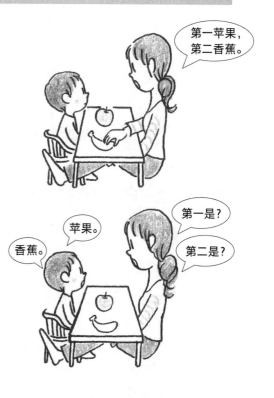

■ 各种各样的顺序

除了碰物品，我们还要把顺序应用于各种场景。

① 在桌上用动物模型或布娃娃玩赛跑游戏。

② 从桌子的一边跑到另一边之后，分别说"第一！第二！第三！"，让孩子记住顺序。

③ "第一是？""大象""第二是？""长颈鹿"等，让孩子回答。

2. 开始和最后

孩子熟练掌握了第一、第二之后，我们继续教"开始、最后"的说法。

教学程序与教第一、第二一样。

① 大人一边说"开始苹果，最后香蕉"，一边触碰物品，引导孩子模仿。

② 引导孩子回答提问"开始是？"，答"苹果"，问"最后是？"，答"香蕉"。

③ 先问"最后是？"，引导孩子正确回答。

在孩子熟练掌握了"开始、最后"之后，我们可以用三个物品来教"开始、接下来、最后"。

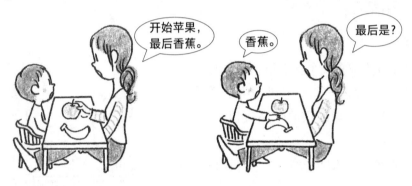

3. 课题的扩展

进一步地，我们可以在各种场景里应用这些已掌握的顺序次第的概念。

（1）含有顺序的指令

向孩子发出含有顺序的指令，并引导孩子按正确顺序执行。开始时，我们可以不使用真实的食物，而用模型让孩子做出吃的动作。

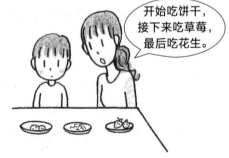

① 大人发指令说"开始吃饼干，接下来吃草莓，最后吃花生"，引导孩子完成。

② 孩子熟练之后，我们可以在每天的零食时间里开展泛化练习。

（2）玩的顺序

在几个人一起玩"插剑海盗桶"等游戏时，引导孩子通过对话"开始是谁？""妈妈""接下来是？""爸爸"来谈论和确定游戏的顺序，并让孩子按照顺序开展活动。

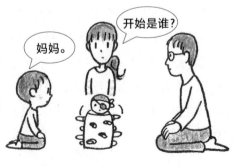

中级课程就是"来来回回"

干预了这么多年，我对中级课程的感想是"道路一下子变宽了"，还有就是"中级课程就是来来回回"。

初级课程中，配对、动作模仿、听从语言指令是三大基本课题，孩子学习了这些内容之后，开始进入发音模仿的训练……目标很明确，沿着这条路走下去就行了，因而家长在前进时也很有信心。

但是，进入中级课程后，很多家长一下子就像迷路了一样。如果说初级课程只是一条羊肠小道的话，那么进入中级课程的那一刻，路一下子就会变得宽阔许多，宽到让人看不到路的两边，就像河流汇入大海时那样，瞬间变得无比宽阔。奇怪，本来是打算继续前进的，可是路突然变得太宽了，现在前进的方向到底对不对呢？甚至看不出自己现在是不是在往前走。

初级课题少，家长比较容易把握。但进入中级后，家长就会发现，这也需要教，那也需要教，经常会晕头转向，因为中级课程的路实在是太宽了。

随后，出现了"来来回回"的现象。进入中级课程后，家长对之前教过的课题在一段时间过后进行复习时，常常会大吃一惊。孩子前面已经掌握得那么好的认识颜色的技能，如今竟然全部忘光了！初级课程里教过的那些物品命名，居然也忘得差不多了！这时，家长可能会失望透顶。然而，最好的特效药，除了"复习"，再没别的了。

请回忆一下自己小时候的应试学习吧。假如只学一次的话，你能记住吗？汉字啊，公式啊，还有单词、年表，哪一项不是上课时记住了，过了一周就忘得精光？中级课题也是一样，教教这边，那边的忘了，于是就再教教那边，然后又回过头来复习这边。右边走走，左边走走，没错！中级课程就是来来回回。只有像这样，这边那边地来回走，孩子学到的技能才会慢慢巩固下来。

但是，我经常听到家长抱怨："教得太累了……""都快没动力了……"

沮丧的时候，以前的个训记录本就是家长恢复元气的仙丹。"是不是真的学会了呢？""到底有没有进步呢？"……当陷入不安的时候，家长可以去查看一下孩子开始训练前的样子，看看当时的记录中自己的心情，看看训练初期的记录，哪怕只是只言片语，都会有助于家长振作起来。

家长可以回想一下刚开始干预时的情况，瞧，孩子不是进步了很多吗？和初级课题比起来，中级课题难多了，很多课题，要教很久，孩子才能学会，因此家长很难获得成就感，但是，当初可是连带着孩子去商城购物都麻烦得很，他连坐在椅子上都很费劲，作为妈妈，当初自己的脸上也没有现在这么多笑容，不是吗？

孩子掌握了很多大人也许觉得本来就理所应当掌握的技能，但这就是比什么都重要的成果啊。干预不只是为了增强孩子的能力，家人的笑容、家庭的幸福都会因此增加，这才是更重要的。每天训练的确会非常辛苦，但是，家长要相信自己能从中感受到的幸福一定比辛苦更多。当家长感觉太累了的时候，去想想不堪回首的过去，就能够鼓起勇气，翻过中级课程这座大山。

第 **6** 章

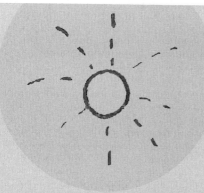

ABA 高级教程

　　现在终于要开始高级教程的课题了。高级教程针对的主要是 4~5 岁、已经能说由 2~3 个词组成的句子、智力落后不是非常严重的（或经过训练而得到改善的）孩子。高级教程的中心内容是更高级的对话技能以及社会性沟通技能。不过，除了高功能孩子或轻度落后的孩子之外，那些中度智力落后的孩子也有很多需要进一步学习的课题（文字的读写、跳绳、洗澡，等等），因此，这些家长也可以从中选择一些适合自己孩子的课题来挑战一下。

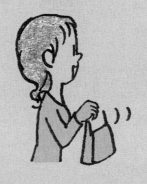

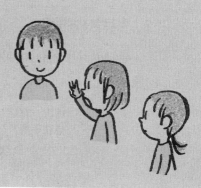

50 ── 为什么？会怎么样？

我们在中级课程里教了区辨回答"这是什么？""谁？""哪里？""在干吗？"等不同的提问，进入高级课程后，我们要增加回答"为什么？""会怎么样？"这两个问题的教学。孩子要能够回答这些问题，就需要对事情的原因和结果有所理解，因而要有比以前更高的认知能力。

1. 为什么？

教孩子回答"为什么？"，以说明事情的原因或理由。

（1）倒下来的原因

① 将积木搭起来后，再把球扔过去撞倒积木。

② 大人指着积木问"怎么了？"，引导孩子回答"倒了"。

③ 然后，再问"为什么倒了？"，引导孩子回答原因（"因为球撞上去了"）。

大人再用一些其他的方式让积木倒下来，比如，用手推，用车撞。注意：不要让孩子背答案。

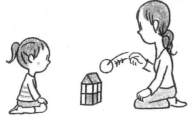

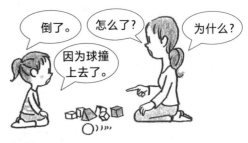

●搭好积木后，把球扔过去撞倒积木

（2）各种各样的原因

我们可以用布娃娃问关于情感的原因，或者在现实生活的场景中问刚发生的事情的原因。

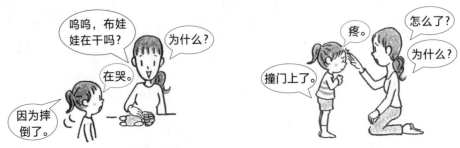

2. 会怎么样?

与"为什么?"相反,"这么做的话会怎么样?"是推测将要发生的事情。

① 大人将装有水的杯子倾斜过来。

② 问孩子"会怎么样?",引导孩子回答"会打翻"。如果孩子不明白,大人可以做给他看。

类似的还有,用锤子做出要敲生鸡蛋的样子,问孩子"鸡蛋会怎么样?",孩子能够做出这种简单的推测之后,我们就可以教授推测人物情感的问答了,比如,"被爸爸骂了会怎么样?""难过。"还可以教授对日常生活中的一些因果关系的预测,比如,"下雨的时候出去会怎么样?""淋湿。"

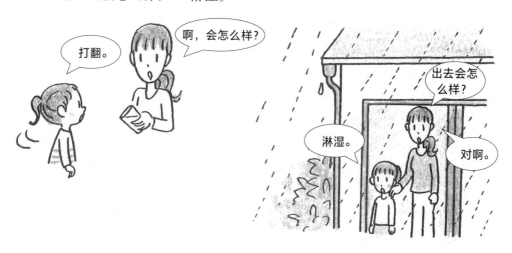

3. 该怎么办?

接下来,我们可以通过练习"这时候,该怎么办?",引导孩子思考在当时的场景中做出怎样的行为才符合社会道德准则。

我们可以用布娃娃模拟孩子,在商店里看到掉到地上的钱。

大人问孩子"该怎么办?",引导孩子回答"交给服务员"等。

孩子熟练之后,大人可以帮助孩子在日常生活中练习应用。

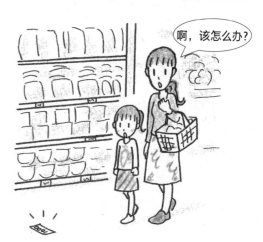

51 —— 对话的发展

在中级课程中，我们讲解了镜像对话式的信息交换型的课题（参看 p.129），但是，仅靠信息交换还是无法构成真正的对话。因此，我们需要教授"问适当的问题""说感想""发表评论"等对话技能，向更自然的对话靠近。

1. 提出适当的问题

当对方说"我有好东西"时，能够问"是什么？"，引导孩子练习就对方的发言提出相关的适当问题。

一开始，我们可以利用"好东西"或"好地方"等作为关键词，这样能够更加容易地引导孩子提出"什么？""哪里？"等问题。另外，应该把这样的对话设计成在结束时就会带出强化物，从而提高孩子的学习动力。

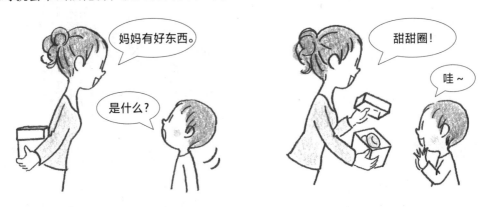

2. 应和

如果孩子针对对方的言论一时想不出该说什么，那么可以只说一些"哦""嗯"这样表示应和的感叹词，这样也可以使对话不至于中断。

① 比如，大人说"妈妈去 ××× 了"之类的孩子不知该如何回应的话。

② 然后，大人马上辅助示范说"哦"，引导孩子模仿，并强化。

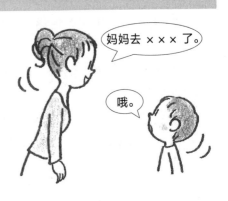

3. 感想式评论

教孩子就对方的言论发表"真棒啊""好羡慕啊""好吓人""奇怪"等感想，这对于缺乏同感能力的孩子来说是非常困难的课题。首先，为了引起孩子的共鸣，我们可以从特别吓人的或特别令人羡慕的话题开始。

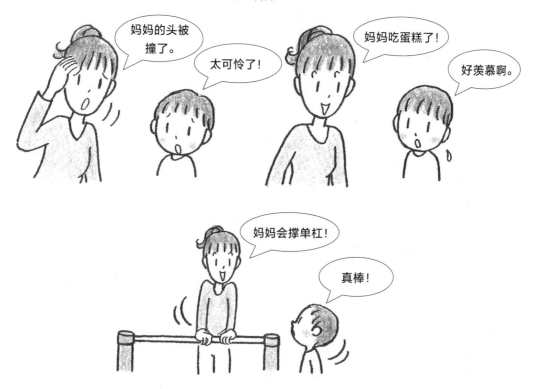

4. 搭话

有些孩子不管对方有没有关注自己，都会单方面地与人搭话。针对这样的孩子，我们可以教他在和别人搭话之前先说"喂""那什么"等用来招呼别人的启动词语。

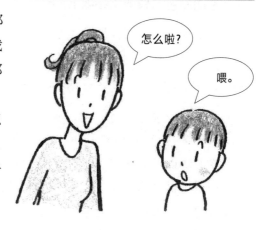

当孩子单方面地与人说话时，我们可以忽视他一段时间，等到孩子停下来不说了，这时大人说"喂喂"，引导孩子模仿。孩子说了"喂"之后，大人可以问"怎么啦？"，然后，配合孩子，听他说一阵子。

●52 —— 认识文字

普通儿童大约从 4 岁开始对文字产生兴趣，并开始认字，从 5 岁开始学习写字。所以，家长不必急于教孩子文字，虽然文字能力因人而异，但至少需要参照普通儿童的情况，在孩子 4 岁之后，我们再来教文字比较好。

首先，我们应该从认识单字开始教学，然后，按照认识多字词、写单字、写多字词的顺序进行练习。

1. 认识单字

教学过程与物品命名基本上一样。

我们可以在一张厚纸片上写一个汉字，制成汉字卡，也可以使用那种汉字积木。

（1）被动命名的教学（参看 p.52）

在桌面上摆放"一"和"二"两张汉字卡片，大人说"一"，引导孩子触碰"一"的卡片，大人说"二"，引导孩子触碰"二"的卡片。一开始需要提供辅助，随后逐渐减少辅助，最后进行随机轮换教学。孩子掌握了之后，再增加其他汉字卡片。

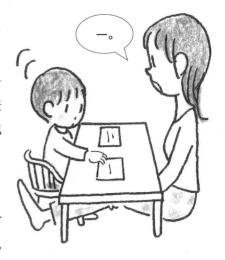

（2）主动命名的教学（参看 p.56）

让孩子选取一张汉字卡片，大人指着卡片问"这是什么？"，引导孩子正确回答，比如，"一"，然后用同样的方法教其他汉字卡片。

2. 认识多字词

孩子认识了一些单字之后，我们可以让孩子练习区分由两个字组成的简单的词汇。有的孩子可能会只注意词汇的第一个字或最后一个字，因此，像"大人"和

| 大人 | 大马 | 小马 | 小鸟 |

"大马"这种上面的字相同而下面的字不同的词汇，以及像"大马"和"小马"这种下面的字相同而上面的字不同的词汇，都需要多多练习。最后，孩子应能做到，当四张词汇卡片并排放在一起时，将其正确认读出来。

3. 读句子

（1）文字指令

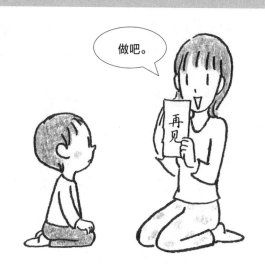

做吧。

再见

孩子能够认读词汇之后，我们就可以教他读句子了。给孩子观看"小兔子乖乖把门儿开开"这样的儿歌视频时，让他一个字一个字地读下来，这倒不难，但不能因此就以为孩子已经理解句子的意思了。因此，我们应该先从指令开始，先将口语指令写成文字，引导孩子执行，这样才能更好地教孩子正确地掌握自己读出的句子的含义。

①给孩子出示一张写有"再见"的单词卡片，并说"做吧"。

②辅助孩子正确地做出"再见"的动作，并强化。

用同样的方法练习各种各样的口语指令。

在孩子掌握了词汇指令的认读之后，我们可以继续教由两个词组成的词组指令，比如，"拍杯子""吃苹果"等。

（2）使用照片的教学

我们也可以使用照片来教学。在教由三个词组成的简单句子时，我们可以准备一些照片，比如，妈妈或爸爸吃香蕉、看书的照片。在桌面上并排摆放几张照片，写出句子，比如，"妈妈吃香蕉"，引导孩子读出来，然后引导他正确选取相应的照片。

53 —— 书写文字

书写要比识字难很多。铅笔的握法及力度使用等方面，都需要反复练习才能慢慢掌握。这会花费很多时间，需要我们一点一点地坚持教学。

1. 画线的模仿

我们在前面教孩子画图时，已经练习过画线的模仿了。而写字时，这个画线的模仿是一项前备技能。如果还没有掌握的话，就需要重新去教一下（参看 p.106）。

① 首先要能够区辨竖线与横线。

② 然后教孩子学习点连线。

③ 孩子能够熟练地进行直线连点之后，可以练习点和点之间的曲线连线。

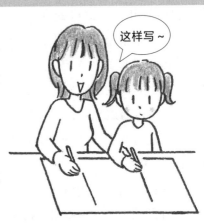

2. 书写数字

书写的教学可以从练习写数字开始，因为数字的写法比较简单，种类也很少。

教学时，并不一定要按照1、2、3的顺序来，也可以按照如1、7、2这样的顺序，先从容易写的开始，2、3这种外形比较相似的数字不一定要连在一起教。此外，8和9的书写很难，等到孩子能够写一些简单的汉字之后再教也行。

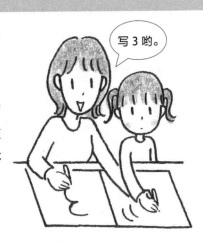

3. 书写汉字

接下来，我们可以教书写汉字了。市面上的写字教材大多是从"描红"开始教的，但是，描红很容易出现依赖辅助的现象，不容易独立书写，所以还不如大人示范，写好后给孩子看，引导孩子模仿书写。

■ 书写汉字的教学步骤

（1）先一笔一笔地引导孩子模仿

准备一个很大的草稿本，画上竖线与横线，分成几个格子。大人在上面的格子里书写，引导孩子在下面的格子里模仿着写。

一开始，可以先从一笔或两笔就能完成的简单字开始，比如，"一""二""十"等。

对于两笔以上才能完成的字，可以用"这样写""这样写"的语言指令，引导孩子一笔一笔地跟随大人进行书写模仿。

（2）大人写好一个字后，再让孩子看着样本字模仿

接下来，大人可以先写一个字，再让孩子看着模仿。一开始，大人可以在上面的格子里写字，给孩子看，然后用手指顺着笔画描，让孩子看着大人的手指一笔一笔地模仿写出。

有不少字很难写，孩子只看示范写不出，像"人""大"这样的字，大人可以用自己的手轻轻地贴在孩子的手的两侧进行辅助，而不要用力地抓住孩子的手，然后逐渐地减少这个辅助。

（3）不向孩子出示示范字，引导他独立正确书写

孩子看着示范字就能模仿着书写之后，我们就不再向孩子出示示范字了，而引导他独立地、正确地书写。一开始，可以让孩子看着示范字来写，然后我们用手将字盖住，说"写'一'"，等等，引导孩子自己书写。如果孩子写不出的话，就给他看一眼示范字再引导他写。

如此，一点一点地增加孩子会写的汉字，增加到一定程度之后，我们就可以开始将孩子会写的字组合起来，教他书写词或句子了。

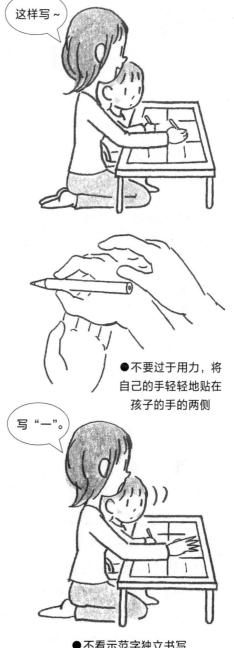

●不要过于用力，将自己的手轻轻地贴在孩子的手的两侧

●不看示范字独立书写

54

星期与时间

　　一天分为"早上、中午、晚上","今天的前面是昨天",等等,要掌握这些概念,就算是普通儿童,也要到 4~5 岁了。我们应该在孩子到了相应的年龄之后,再开始尝试教星期、昨天、今天、明天、早上、中午、晚上等时间概念。

1. 星期和昨天、今天、明天

(1)前面和后面

　　在教星期之前,应该先教会孩子掌握关于顺序和时间的"前面"和"后面"的概念,例如,我们可以把 1~5 的卡片排好,以方便教孩子学习,"1 的后面是? ""2";"2 的后面是? ""3";"3 的前面是? ""2"。"3 的前面"以及"3 的后面",等等,这些内容需要通过随机轮换的练习来掌握。

(2)星期

　　我们可以从星期几的命名开始教。首先,把写着"星期一""星期二"……的卡片,从星期一开始,按顺序排列好,引导孩子记住顺序。然后,我们将卡片打乱,引导孩子按照正确的顺序重新排好。

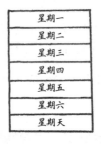
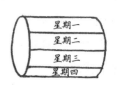

　　为了教"星期天的后面是星期一"这个循环结构,我们可以将星期表做成环形的,连起来给孩子看,这样可以更方便地教"星期六的后面是? ""星期天","星期天的后面是? ""星期一"。

(3)昨天、今天、明天

　　孩子掌握了星期之后,我们就可以利用星期来教"今天"的概念了,例如,可以制作一个星期表以及一张写着"今天"

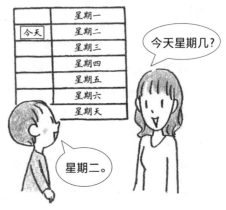

的卡片，放在星期二的位置上，问孩子"今天是星期几？"。在练习的时候，我们可以把卡片放在各种位置，用不同的"星期几"来提问并引导孩子回答。

孩子熟练掌握了"今天"之后，我们再引入"明天"和"昨天"的卡片开展教学。

（4）对"今天"真正的理解

如图所示，制作一个"星期表"，将孩子的一些重要活动写在上面（例如，"星期二，游泳"等）。

将一个写有"今天"的磁贴放在星期几的上面，每天早上向前移动一格。

引导孩子看星期表，并问答问题。"今天是星期几？""星期一"；"明天是星期几？""星期二"；"星期二做什么？""游泳"，等等，开展这样的对话。

第二天，我们可以一边将"今天"的磁贴向前移动一格，一边问孩子"今天是？"，引导孩子回答"星期二，游泳"。

2. 认识钟表

（1）几点

与市面上卖的某些用来学习认识钟的教具相比，我们自己用厚纸和图钉制作一个钟更有利于教学。自己制作的钟表，短针和长针都可以拆卸下来，钟表上的数字也可以用铅笔来写，更为方便。

① 自己制作一个钟表，表盘上只留下短针，让短针指在数字上，问孩子"几点？"，引导他正确回答"×点"。

② 接下来，我们可以把长针安放回去，让长针指着12，只移动短针，问孩子"几点？"。辅助孩子不看长针，只看短针所指的数字来正确回答。

③ 再一次，只留下短针，将短针放在比如4和5之间，这样来教孩子，让他知道这也应该是4点。开始时，我们可以在4和5

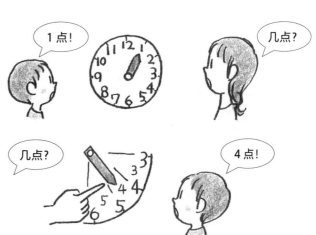

之间用铅笔淡淡地写上"4"，作为一种辅助。

（2）几分

在孩子能够读出短针代表的小时之后，接下来，我们只留下长针，教孩子读分钟。我们可以在数字 1~12 的外侧，用铅笔淡淡地写上表示分钟的数字，例如，表盘上"1"的位置表示 5 分钟，那么我们就写上"5"。让长针指着数字 1，问孩子"几分？"，引导孩子正确回答"5 分"。孩子掌握了这个数字代表的分钟之后，我们可以用橡皮把写上去的"5"擦掉。最后，我们将短针和长针都安放上去，引导孩子练习认识"几点几分"。

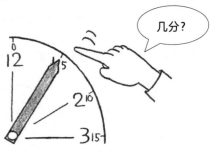

●可以把长针做长一些，最好能遮住表盘上的数字 1

55 —— 好孩子 / 坏孩子

引导孩子学习一些关于道德评判的说法，诸如"好""坏""讨厌""聪明""难看"等。例如，当坐在椅子上的时候，坐姿分好坐姿和坏坐姿。通过使用这些词汇来判断这些行为和事情，最终引导孩子能够因为自己做出好行为而获得自我强化。

1. 好孩子 / 坏孩子

幼龄孩子比较熟悉的评价用语是"好孩子""坏孩子"，我们可以先教孩子学习对这两个概念的区辨。

（1）椅子的坐法

① 例如，让爸爸故意在椅子上坐得很难看，妈妈问孩子"爸爸是好孩子，坏孩子？"，引导孩子回答"坏孩子"。接下来，再让爸爸坐得很好，妈妈问孩子同样的问题，让孩子正确回答"好孩子"。随机轮换地问几次。

② 然后，向孩子发出指令，"做个坏孩子""做个好孩子"，引导孩子分别按照"坏孩子"和"好孩子"的坐姿坐在椅子上。但是要注意，我们不能让孩子喜欢上"坏孩子"那种坐姿，所以，应该在他按照"好孩子"的坐姿来坐时给予更多的表扬。

③ 将这一课题应用于日常生活之中。当孩子坐得吊儿郎当时，我们可以提醒他说"好孩子的坐法"，并引导孩子纠正坐姿。一旦孩子做到，就夸赞他说"哇，真是好孩子！"，给予夸张的表扬。

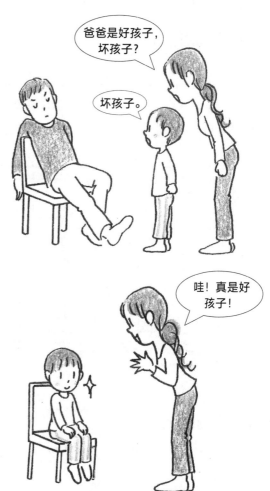

（2）日常生活中的应用

除了关于坐在椅子上时的坐姿，我们还应该教孩子在排队时以及其他各种场合下对"好孩子／坏孩子"的概念区辨。如果需要人手，可以请家里人来帮忙。我们也可以使用玩偶来教学。

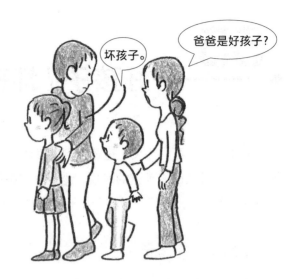

·排队

插队 → 坏孩子

老老实实排在最后一个 → 好孩子

·撞了别人

什么也不管就逃走 → 坏孩子

向对方道歉，说"对不起"→ 好孩子

2. 各种评价用语

除了"好"与"坏"以外，还有"聪明""友善""帅极了"等各种评价用语（概念）需要孩子学习。学习这些语言可以有效地帮助孩子增加关于人与人之间关系以及社会规则的作用的体验，培养自控能力。尤其对男孩来说，"帅极了"这个评价极有效果。

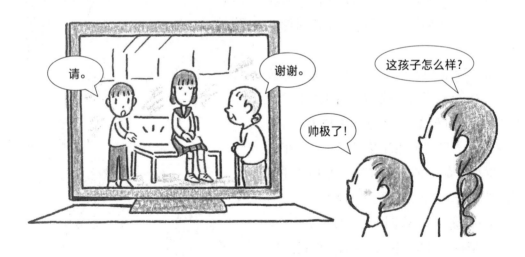

■ 评价用语的例子

| 讨厌 | 聪明 | 小气 | 温柔 | 友善 | 帅极了 | 真难看 |

| 丢脸 | 可爱 | 等

56 — 捉迷藏的练习

捉迷藏几乎是所有学龄前的幼龄孩子集体游戏中的一个保留项目，它具有各种集体游戏的基本要素，应该好好练习，争取让孩子能与其他小朋友一起玩。

1. 鬼捉人游戏

（1）赛跑

首先，作为前备课题，我们需要通过课题分解教会孩子赛跑。

①给孩子发出指令"逃"，他在被抓住之前，应该一直在逃。

②逃的时候，如果被鬼拍到了，应该能马上停下来。

③给孩子发出指令"追"，孩子要去追上大人并拍大人一下。

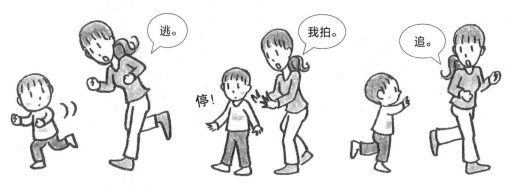

（2）一对一地进行鬼捉人游戏

家长与孩子一对一地开展这种"逃 → 追 → 逃"的游戏，并且应能马上交换角色，这需要多次练习。重点是要求孩子做到"被鬼拍到之后马上停下""拍了他人之后变换角色马上开始逃"。

（3）三个人以上的鬼捉人游戏

人数增加了之后，孩子必须识别哪位是鬼。在人很多的时候，鬼的角色会一直变来变去，因此，一开始，我们可以让扮鬼的人戴上红帽子或在肩上挎根带子作为记号，这样更容易些。

在孩子扮演鬼的角色时，要教会他"追距离自己最近的人""追自己能追上的人"等游戏技巧。

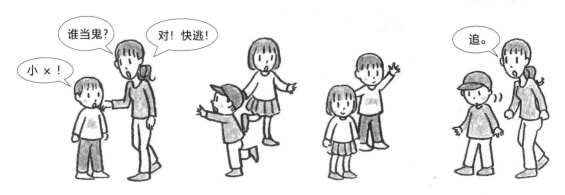

2. 捉迷藏

（1）找

首先，作为前备课题，应该教会孩子"找"自己看不见的东西。一开始，我们可以先把东西藏在一下子就能找到的地方，渐渐地，再过渡到藏在任何地方。

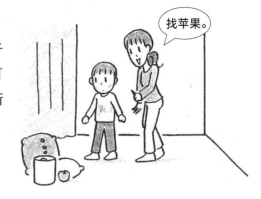

对于需要去找的东西，也渐渐地从物品过渡到人。我们要教孩子在找到之后说"找到啦！"并拍对方一下。

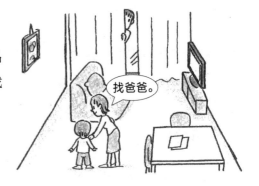

（2）好～了～吗?

在孩子扮演找人者的角色时，教他面向墙壁数 10 下，然后大声喊"好～了～吗？"。

（3）藏

此外，还需要教孩子躲进壁橱或桌子底下等，不让找人者看见。如果孩子总是藏在同一个地方，那么就要引导他藏到别的地方去。当找人者喊"好~了~吗？"，我们要教孩子在还没有藏好时回答"还~没~有~"，藏好的话就回答"好~了~啦~"。

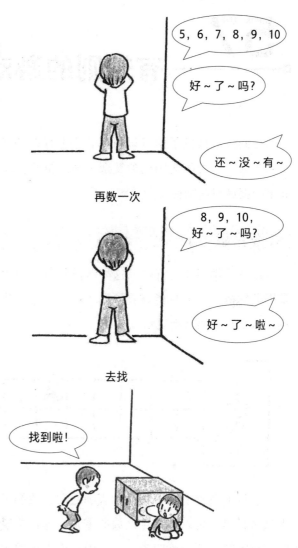

57 ——— 有规则的游戏

我们应该教孩子学习玩用掷骰子来行棋的迷宫棋之类的桌面游戏，或者"我们都是木头人"之类的规则稍微复杂一些的游戏。幼儿园中班以上的孩子就可以玩这些比简单的捉迷藏规则更复杂的游戏了。

1. 迷宫棋

教孩子学习"迷宫棋"这类涉及胜负的简单游戏。作为前备课题，孩子必须已经掌握数的概念，并且能够看懂骰子。一开始，我们可以做一个如图所示的简单的迷宫棋，练习棋子的行走规则。

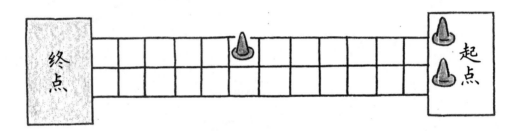

在孩子熟悉了棋子的行走规则之后，我们可以教他练习掷骰子并按照骰子显示的点数来行棋。可以在终点处放些零食，这样奖励效果可能会更好些。也可以将棋盘上的行棋路线从两条绘制为一条，以接近真正的迷宫棋。渐渐地增加"休息1次""退3格"等行棋规则。

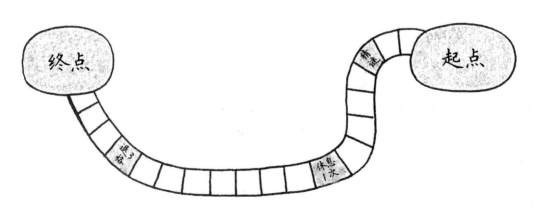

2. 我们都是木头人

我们需要将"我们都是木头人"的游戏分解成几个小步骤，一步一步地教，最后再连起来引导孩子开展整个游戏。此外，我们需要先将游戏规则简单化，以方便孩子掌握。

① 教孩子听到鬼说"第一步"之后向前迈一步。

② 当鬼说"一！二！三！我们都是……"的时候，从鬼的身后方靠近鬼。

③ 教孩子听到鬼说"木头人"中的最后的"人"字时，马上静止不动。

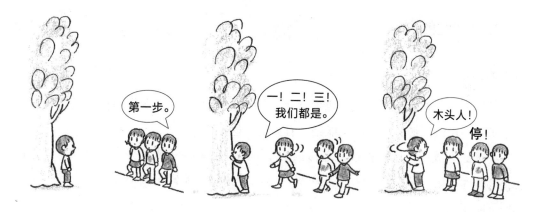

引导孩子练习在某个同伴去拍了鬼之后，大家一起转身朝反方向逃跑。教孩子在听到鬼喊"停！"的时候马上停下。

还应该引导孩子练习扮演游戏中鬼的角色任务。

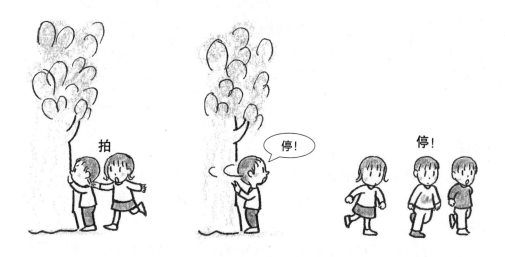

儿童中间有流行的游戏。大人最好注意观察幼儿园或学校正在流行什么游戏，然后教给自己的孩子。

58 他人视角

以对方的视角来看待事件，这对孤独症孩子来说非常困难。即便是智力水平较高的孤独症孩子往往也无法从对方的角度考虑问题，因而在社交时会出现很多问题。这里介绍一些帮助孩子站在对方视角上看问题的课程。

1. 关于感知的说法

（1）看得见

首先，作为前备课题，孩子需要熟练掌握"看得见""听得见""懂得""知道"等关于感知的说法。最容易教的可能是"看得见"这个说法。

在桌面上放一个用垫板或盒盖做成的小屏风，用来挡住或者亮出目标物模型，让目标物模型具有"看得见"和"看不见"这两种状态，随机轮换地练习，引导孩子正确回答问题。

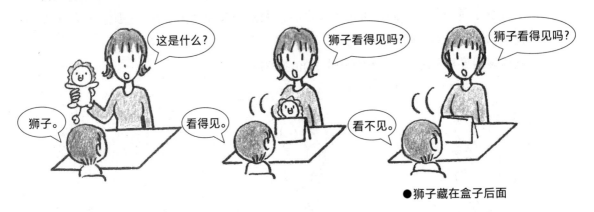

●狮子藏在盒子后面

（2）知道

引导孩子学习杯下藏物的游戏。在桌面上放 5 个不透明的杯子，扣着放。

① 首先，在孩子的注视下，大人在一个杯子下面藏好零食，然后问孩子"在哪里，知道吗？"。

② 引导孩子回答"知道"，然后大人接着问孩子"那么在哪里？"，如果孩子答对了，就拿起杯子，把零食拿出来给他吃。

③ 接下来，让孩子先闭上眼睛，然后大人再次在一个杯子下面藏好零食。藏完之后让孩子睁开眼睛，问"在哪里，知道吗？"。

④ 如果孩子回答"知道"，大人就接着问他"那么在哪里？"。

⑤ 如果孩子答错了，大人就说"不对~"。只给一次机会，接下来不再让孩子猜，而是引导孩子说"不知道"，孩子说了之后就表扬他，并将零食取出来给他。

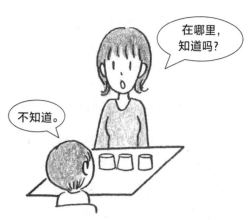

就像这样，我们强化"不知道时就老老实实承认"的行为。

2. 谈论对方的视角

① 大人在屏风前靠近自己的一侧放一个兔子玩偶，问孩子"看得见兔子吗？"，引导孩子回答"看不见"。

② 接下来，问孩子"妈妈看得见兔子吗？"，然后，马上让孩子到大人旁边来，引导他正确回答"看得见"。逐渐过渡到孩子不换地方也能正确地做出推测。

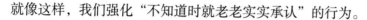

③ 此外，我们还可以设置如图所示的情景，问孩子"小 × 看得见汽车吗？""妈妈看得见汽车吗？"。

孩子能看见而大人看不见，大人看得见而孩子看不见，设置各种情景来练习。

3. 发展课题

（1）藏

在孩子具备推测对方能否看见的能力之后，我们可以利用这个能力再次教孩子学习"藏"这个行为。引导孩子将东西藏在自己看得见而对方看不见的地方，比如，藏到柜子后面。

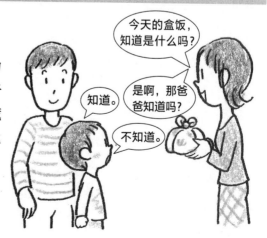

（2）对他人的知道 / 不知道的推测

我们先就某个事物分别安排一组知

道的人和一组不知道的人，教孩子学习"没看见的人不知道"。

（3）推测他人的情感和想法

我们可以用玩偶演戏，或者带领孩子看不同场景的图片或绘本，推测其中人物的感情和想法。

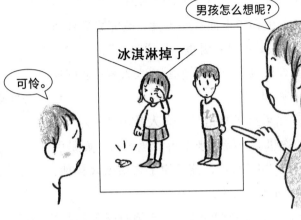

59 —— 给 / 收到 / 被动语态

这一部分是关于区分"给""收到"以及被动语态的教学。孩子要掌握这个教学课题的内容，需要能够站在对方的视角考虑问题。这是一个非常容易混乱的课题，教学过程中很需要我们的细心和耐心。

1. 给 / 收到

这个课题对孤独症儿童来说非常难，因此一定要尽可能地从最简单的开始练习。不能一上来就教"我给了妈妈香蕉"这样的完整句子，而应该先问孩子"香蕉呢?"，引导孩子只回答"给了"或者"收到了"。

从孩子的视角来看，孩子将东西放到大人手里的时候，应该说"给"，孩子从大人那里接受东西时，应该说"收到"。在熟练掌握了随机轮换练习之后，我们可以再加上宾语"给香蕉 / 收到香蕉"。也许需要很长的一段时间，我们才能再要求孩子学会加上主语的完整表达。

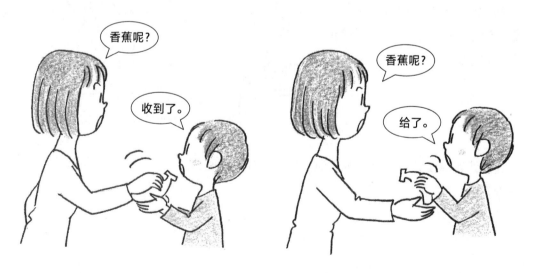

2. 被动语态

学习"被小 × 摸了""被妈妈挠痒痒了"这类被动语态的表达形式。这个课题也与"给 / 收到"一样，开始时，我们不要急于教孩子说出完整句子，而只先教孩子说出动词部分"摸""被摸"会更好。

在上面一对一的教学方式下，孩子能够熟练地区分使用动词的主动形式和被动形式之后，我们接下来再在主语和宾语中变换不同的大人，在这样的练习中，引导孩子在主语和宾语改变了的情况下，熟练地使用动词的主动形式和被动形式来表达。

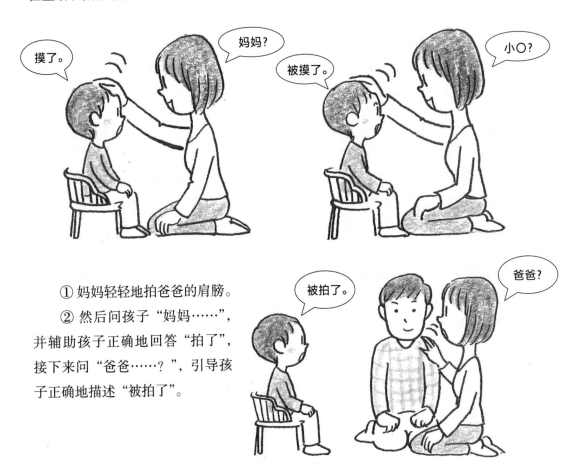

① 妈妈轻轻地拍爸爸的肩膀。
② 然后问孩子"妈妈……"，并辅助孩子正确地回答"拍了"，接下来问"爸爸……？"，引导孩子正确地描述"被拍了"。

※ 这个课题即使是对普通儿童来说，也非常容易混乱，所以，不要急于要求孩子马上全部掌握。

60 —— 加法

加法运算本应该在小学时学习，但发展性障碍儿童一般学习什么都很慢，所以提前点教也许会好些。加法的前备技能是孩子已经掌握了10以内的数的概念。建议在孩子进入幼儿园大班之后，再开始练习加法运算。

1. 一共几个?

在孩子学习加法之前，他应该先掌握"一共几个？"。我们可以准备各种颜色的积木或弹珠作为教具，如图所示，问孩子"红色几个？""蓝色几个？"，然后，我们再问"一共几个？"。这时，要注意，很多孩子会一张纸一张纸地数，"1、2""1、2、3"，所以我们在提问"全部"的时候，要把两边的积木一起推到中间。

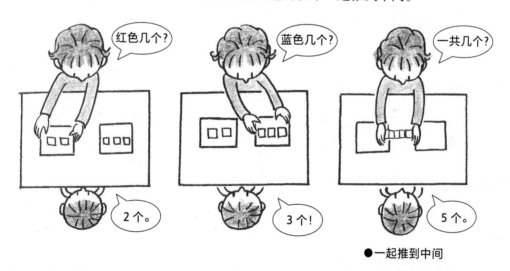

●一起推到中间

2. 加法

（1）用积木计算

在孩子熟练掌握了"一共几个？"的练习之后，我们就可以教孩子初步的加法了。

■ 要准备的教具

・积木

・写着＋、＝的卡片（请参考插图）

· 写着 1~9 的数字卡片（2 套）

① 先放好 2 和 3 的卡片。

② 引导孩子读出"二加三"。

③ 大人指着 2 的卡片问孩子"几？"，如果孩子正确回答了"2"，就接着说"拿 2 个"，引导孩子拿 2 个积木，放在数字 2 的下面。

④ 对 3 的卡片也如此操作。

⑤ 大人进而问孩子"一共几个？"，并引导孩子将积木放在一起，正确地点数。

⑥ 孩子数完之后，大人问"几个？"，如果孩子正确回答了"5"，就引导孩子拿出 5 的数字卡来，放在放答案的位置上。

对 5 以下的各种数的加法组合进行练习。针对会写数字的孩子，也可以不用数字卡，让他自己写出数字。

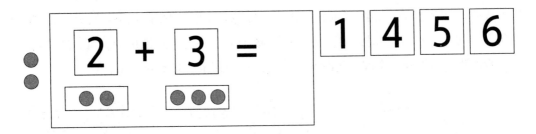

（2）画圈

运算时，手边不可能总有积木，因此，也可以让孩子练习在每个数字的下面画圆圈来替代积木，然后通过数圆圈得出答案。

（3）用手指计算

数量再多一些时，每次都画圆圈会比较费时费力，因此，我们还可以教孩子用手指计算。

① 5 以下的两个数的加法

用左手手指表示左边的数，用右手手指表示右边的数（伸出和数字相同根数的手指），引导孩子先读出算式，再从左边开始数手指。注意：数的时候不要把伸直的手指弯回去，而是应该让孩子的手心朝下，每数一个手指，就摁一下这根手指，让其接触到桌面。

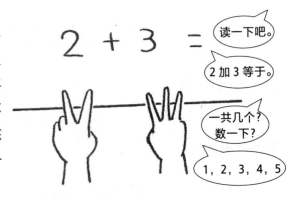

② 两个加数中的一个（比如，左边的那个）大于6

可用拳头表示左边的这个大的数字，比如，计算6＋2，可以教孩子将左手攥成拳头，一边敲桌子一边说"六"，然后，顺序数出右手的两根手指，"七、八"。

③ 两个加数都大于6

可用拳头表示左边的数字，比如，计算9＋8，可以教孩子将左手攥成拳头，一边敲桌子一边说"九"，接着，用双手做出8的手势（伸出8根手指），并顺序数出手指，"十，十一……"。

61 跳绳

熟练地进行单人跳绳，这在普通儿童那里通常也要到 6 岁之后才能做到。因此，我们可以在孩子快上学时再逐步地尝试这个任务的教学。

1. 跳长绳

开始时，不要立刻开展单人跳绳的教学，我们可以先从跳长绳（如图所示，绳子的一端固定，大人摇动另一端）开始练习，因为在跳长绳的时候，大人可以根据孩子跳起来的节奏控制甩绳子。另外，我们可以先教"大浪"，让孩子学会在固定位置跳起来。"小浪"的话，孩子只能左右跳。

① 大人发信号说"一，二，跳！"，引导孩子练习在原地跳。这时还不用绳子。

② 让绳子垂着，引导孩子练习原地跳。

③ 大人喊"跳！"，在孩子跳起来的时候，将绳子从他脚底甩过。这时，暂时不要将绳子过头甩一圈，只需将它从孩子脚底甩过。

④ 大人喊"1，2，3"，然后引导孩子跳起来，根据孩子跳动的节奏来控制甩绳子。

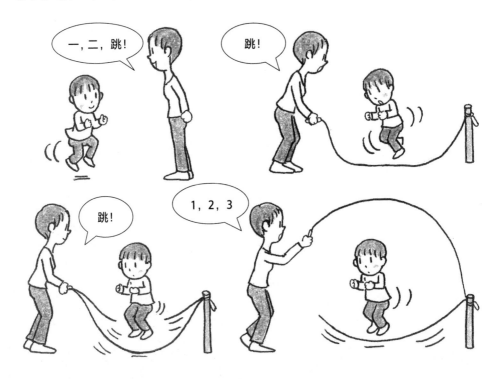

2. 单人跳绳

从跳长绳过渡到单人跳绳。

① 用长绳，让孩子朝着绳子落下的方向跳起来。

② 让孩子拿着绳子的一端，大人拿着另一端甩，让孩子跳起来。

③ 最后让孩子拿着绳子的两端，一个人跳绳。大人辅助孩子，让他的胳膊向后抡起。

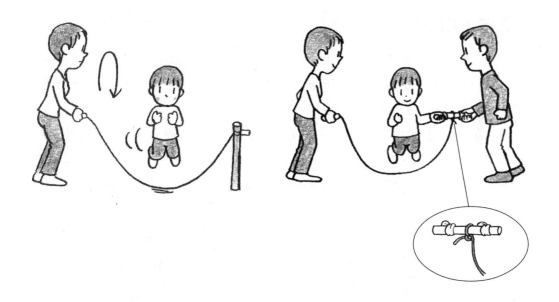

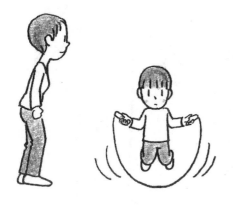

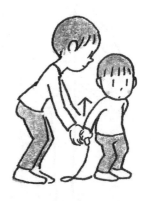

●引导孩子的胳膊向后抡起

62 —— 清洁身体

孩子大了之后，要能够自己洗澡。我们可以采用逆向串链的方法（参看 p.61）教孩子学习自己洗澡的技能。至于自己洗头的技能，则可以等孩子进入学龄后再教。

1. 洗澡任务的分解

首先，我们要将洗澡的任务分解为多个步骤。每个人洗澡的具体过程可能不大一样，因此，它可能需要根据每个家庭的不同习惯进行分解。但是，为了避免孩子出现混乱，在教的时候，家人要保持一致的学习步骤。

花一年以上的时间学习掌握独立洗澡的技能就可以了，因此，我们教洗澡时，一点一点地练习就好，不要着急。

例如，如图所示，我们可以把身体部位从上到下分为下面几处依次清洗。

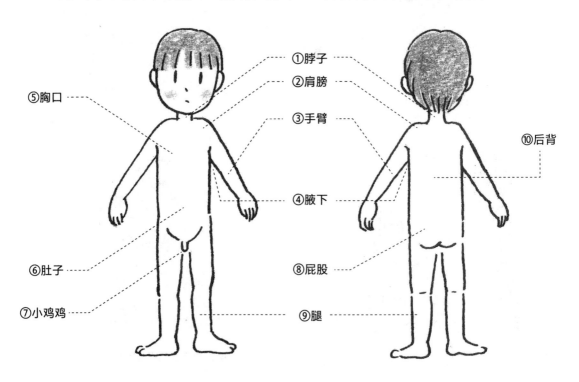

⑤胸口　　　　　①脖子　　　　　②肩膀　　　　　③手臂　　　　⑩后背

④腋下

⑥肚子　　　⑧屁股

⑦小鸡鸡　　　⑨腿

2. 教学过程

（1）洗后背

按照逆向串链的教学原则，我们可以从最后一步"后背"展开教学。我们也可以把洗后背再分解为"右边斜着搓""左边斜着搓""横着搓"三个步骤，同样地，我们从最后一步开始教。

①横着搓

大人可以将毛巾绕在孩子的后背上，让孩子用双手抓住毛巾的两端，横向来回搓背。一开始，大人可以先拿着毛巾的两端给予辅助，然后逐渐地减少辅助。

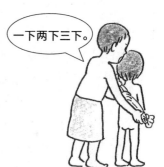

②左边斜着搓

让孩子用左手把毛巾啪地甩在自己的肩上，再用右手抓住垂在后背的毛巾下端，然后搓背。来回搓3次之后，引导孩子用左手拿着毛巾放到腰间，进行下一个步骤"横着搓"。

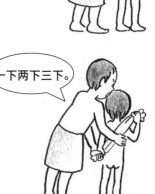

③右边斜着搓

用与教"左边斜着搓"同样的方式来教。在右边斜着搓3次之后，引导孩子将右手松开，用左手把毛巾甩到肩上，进行下一个步骤"左边斜着搓"。

（2）洗腿部

我们可以把腿部分成6个部分：大腿前面、膝盖、膝盖下方前面、大腿后面、膝盖后面、膝盖下方后面，依次引导孩子搓洗。这里同样按照逆向串链的教学原则，按先左腿、后右腿的顺序来教。

就这样，我们可以从第10项"洗后背"开始，一点一点地往前教，直到第1项"洗脖子"。不过，如果洗后背比较难的话，也可以暂时由大人帮助孩子搓洗，我们也可以从洗腿部的教学展开练习。

进入小学前的准备工作

进入高级教程之后，或者快要进入小学的时候，我们要根据小学生活制订一些教学计划，同时必须考虑孩子进入小学可能需要哪些课题，并进行练习。

以下列举一些在进入小学前最好就学会的课题，仅供参考。

· 在学校里使用的物品或场所等的名称〔书包、课桌、椅子、抹布、柜子、黑板、垫板、教科书、笔记本、家长联系册、运动服、铅笔盒、运动鞋、鞋柜（日本小学入校后须换鞋）等物品的名称，校门、教室、办公室、图书馆、体育馆等学校场所的名称，语文、算数等科目的名称〕。

· "把铅笔拿出来" "把铅笔和橡皮拿出来，把铅笔盒放好" "把家长联系册放在通信袋里（日本小学常用的带有拉链的袋子）" 等指令。"确认一下×××" "后背怎么啦？" "有人脚没放好" 等非具体指示的语言指令。"集合" "快点" "跑着去" 等语言的理解。

· 站着换鞋（因为很多小学的门口没有座位，只能站着换鞋）。

· 从书包里拿出教科书或把教科书放进书包里。能自己打开及合上书包。能自己背上及放下书包。

· 把垫板塞进笔记本里。

· 练习在笔记本上抄板书，练习写家长联系册。

· 能写自己的名字。

· 能认识钟表（日本小学一年级时会教，但进小学之前就懂比较好）。

· 能很好地折 A4 纸（需要将学校的家长通知折好带回）。

· 拿到卷子的时候，拿完自己的一张后，将剩下的传给后面的人。

· 雨伞的用法（不用的时候卷起来）。

· 上体育课之前把运动服拿出来放在桌子上，站着换衣服。

· 能用 5 分钟左右的时间就换完衣服。

· 叠衣服（上体育课时，要把脱下来的衣服叠好放桌上）。

· 理解鬼捉人的游戏规则并能参与游戏（日本小学在体育课上会玩这个游戏）。

· （男孩）小便时能做到不把臀部露出来。

· 能自己擤鼻涕（从口袋里拿出纸巾摊开擤鼻涕，擤完后扔到垃圾箱里）。

· 叠好手绢放进口袋或从口袋里拿出来。

· 练习测量身体、听力检查、视力检查、口腔科检查。

· 抹布的擦法、拧法。

· 扫帚和簸箕的用法。

后记（致疗育工作者）

本书的目标是帮助孤独症儿童的家长成长为孩子的训练师，开展以 ABA 为基础的家庭干预。而与此同时，"家长（尤其是母亲）应给予孩子无条件的爱和关心，因此不应该成为孩子的老师"，类似这样的批评声音也一直存在。

然而，"给予关爱的家长"与"孩子的老师"，这两者真的是矛盾的吗？其实，我们回想一下，全日本出现小学、初中以及高中公立学校，还是明治之后的事，也就是150 多年前才出现的。而在那之前，孩子们的老师就只有家长啊。因此，家长既做家长，又做孩子的老师，是毫不冲突的。

"只要是家长，就一定能随时随地给予孩子关爱"，这种说法也仅仅是神话。实际上，大部分孤独症儿童的家长常常会因孩子很难带而烦躁，会骂孩子，甚至打孩子。家长虽然也明白这样做不对，但的确不知道如何做才能带好孩子。因此，只是一味要求家长无条件地接受孩子，这是毫无道理的。

对这样的孤独症儿童家长来说，ABA 就是一个大救星。只要我们扎实地理解 ABA 的基本原理，在此基础上严谨地开展对孩子的教学，就能够减少孩子的问题行为，并逐渐增强孩子的语言能力，增加他的适当行为。这样就能让家长们再次点燃希望，让妈妈们的脸上再次泛起欣慰的笑容。

所以，我们希望战斗在孤独症疗育一线的工作者也能够支持家长开展家庭 ABA 干预。本来，家长孤军奋战时会很不安，而如果医疗或教育工作者能够对家长说"要有信心，试着干预起来，我们支持你"，那么家长会受到多么大的鼓舞啊。

ABA 是在 20 世纪 30 年代美国确立其基础科学之后的近一个世纪的时间里，世界各国的大学持续研究发展至今的一门应用科学。它对于包括孤独症在内的发展性障碍的干预的有效性已经从科学角度得到了证明，在欧美大部分发达国家，ABA 已被列为"孤独症治疗的第一选择"。

本书倡导的宗旨是"家长实施 ABA 干预"，这并不是心血来潮的口号，而是有充分科学根据的干预方针。例如，洛瓦斯博士于 1973 发表的论文中就写到，与只靠专家实施干预相比，家长一边接受专家的建议一边自己实施家庭 ABA 干预会取得更好的效果。可以说，如果只靠专家实施干预，在疗程结束之后，孩子还是会退步，而如果家长也能实施家庭干预，那么改善能够持续多年。这是因为家长和专家的身份不同，家长会一直陪伴在孩子身边，能够持续地开展 ABA 干预。

藤坂龙司　松井绘理子

非营利组织积木会
（NPO 法人积木会）简介

　　这是一个由开展 ABA 家庭干预的家长们以及支持他们的训练师和医疗／疗育教育工作者们组成的团体。对 ABA 有兴趣的人都可以参加。为了普及 ABA 干预，团体的活动是非营利的。它在 2000 年成立于日本兵库县明石市。迄今为止，在全日本已设立 10 个支部，大约有 1400 名会员。

　　积木会的主要活动如下。

　　● ABA 教材／视频的出售／借阅

　　向会员及疗育工作者出售积木会原创教科书《积木书》及附属 DVD、原创教具等。另外，会员可以无偿借阅收录了过往讲座及例会的 DVD。

　　●"积木会群发电子邮箱列表"的运行和管理

　　建立了只面向会员的电子邮箱列表"积木邮箱列表"，通过群发电子邮件，会员们可以交流各种干预信息。全体会员都登录在此群发列表中。

　　家长如果在开展训练的过程中遇到问题或受到挫折，或者不知如何处理问题行为，都可以通过这个"群发电子邮件列表"投递邮件来提问，会长和老会员家长们会给出建议。

　　各种相关活动的通知也会通过这个群发电子邮箱发出。最近，除早期干预的内容外，很多孩子上了小学的老会员家长们也开始提供学龄期的干预信息。

　　●举办例会／交流会

　　在日本各地，例如，札幌、仙台、东京、名古屋、大阪、神户、广岛、福冈等地，举办面向会员的例会。

　　例会内容包括由会长进行的个人指导（个训示范），由参加例会的家长相互交换孩子开展训练（泛化训练），以及让参加例会的孩子们在集体中边玩边训练的"集体课"演练，等等。此外，还有由会长或嘉宾讲师进行演讲的小型讲座。非会员也可以参加这样的例会。

　　另外，还会在各地不定期地举办一些公开讲座及家长交流会等。

　　●发育咨询

　　在东京、琦玉、名古屋、大阪、明石，每月举办一次会长的发育咨询。平时进行家庭干预的家长们可以接受会长对干预方法、教学计划以及问题行为处理的建议和指导。

●训练师入户指导服务 NOTIA

由积木会的训练师部门发展而来创建的株式会社 NOTIA 可以为会员提供入户指导训练的服务。现在的覆盖地区包括札幌周边、东京圈、新潟、以名古屋为中心的东海地区、京都、大阪、神户、今治、广岛等地。详情请咨询积木会。

积木会网站：http://www.tsumiki.org/

积木会邮箱：gate@tsumiki.org